動画でわかる

摂食嚥下障害患者のリスクマネジメント

監修

藤島一郎　浜松市リハビリテーション病院特別顧問
柴本　勇　聖隷クリストファー大学リハビリテーション学部言語聴覚学科教授

中山書店

監修

藤島　一郎	◆ 浜松市リハビリテーション病院特別顧問
柴本　勇	◆ 聖隷クリストファー大学リハビリテーション学部言語聴覚学科教授

執筆者 (執筆順)

藤島　一郎	◆ 浜松市リハビリテーション病院：医師
柴本　勇	◆ 聖隷クリストファー大学リハビリテーション学部言語聴覚学科：言語聴覚士
片桐　伯真	◆ 聖隷三方原病院リハビリテーション科：医師
藤森まり子	◆ 聖隷三方原病院看護部：摂食・嚥下障害看護認定看護師
北岡　美子	◆ 浜松市リハビリテーション病院薬剤室：薬剤師
倉田なおみ	◆ 昭和大学薬学部薬剤学教室：薬剤師
大野　友久	◆ 陵北病院歯科/浜松市リハビリテーション病院歯科：歯科医師

序　文

　医療事故がマスコミに大きく取り上げられるようになって久しい．原因は医療の進歩・高度化・複雑化，疾病構造の変化，過度な効率化の要求による入退院のスピードアップ，医師をはじめとした医療スタッフ不足，高齢社会などさまざまな要因が複雑に絡み合っている．医療事故防止に対する取り組みも真剣に研究されて成果を上げているが，それでも事故は後を絶たない．

　本書の主題である摂食・嚥下障害患者はそもそも常に誤嚥や窒息のリスクを伴う．十数年前までは適切な治療法もなく放置され，絶食下で点滴や経管栄養管理となるケースが多かった．口から食べなければ食物誤嚥や窒息の危険はないが，嚥下機能の低下，口腔乾燥や汚染，それに伴う咽頭分泌物・唾液の誤嚥，栄養剤の逆流による誤嚥性肺炎，認知症の進行など，経管栄養そのものの弊害なども問題であったはずである．しかし，当時はそういった問題の認識さえなかったと思われるが，今日では口から食べないこと自体が別のリスクをもたらすと考えられている．

　一方，医療の進歩とともに摂食・嚥下障害に対する新しい評価法や訓練法，摂食介助の技術が開発され，以前であれば食べられなかった患者さんの何人かは適切に対処すれば，再び食べられるようになってきた．しかし，食べさせる訓練に伴う新たなリスクが発生するようになっているのも事実である．

　医療から受ける恩恵とそれに伴うリスクはいたちごっこである．リスクマネジメントはリスクを知ることから始まる．本書は，摂食・嚥下リハビリテーションに伴うリスクに注目してつくられた．摂食・嚥下障害の治療にかかわる方々の一助になれば幸いである．

2009年8月

藤島一郎，柴本　勇

CONTENTS

執筆者一覧 ii
序文 iii

第1章　摂食・嚥下障害とリスクマネジメント　　藤島一郎

1　医療における事故とリスクマネジメントの考え方 2
2　ヒューマンエラーとシステム 4
3　摂食・嚥下障害患者の特徴とリスク 7

第2章　疾患・病態による摂食・嚥下障害の経過とその理解　　藤島一郎, 柴本 勇

1　疾患・病態による摂食・嚥下障害の経過の違い(4つのタイプ分類) 12
2　摂食・嚥下機能の経過に伴い遭遇しうるその他の問題 17

第3章　摂食・嚥下評価のリスクマネジメント　　片桐伯真

1　スクリーニング検査実施時のリスクマネジメント　DVD▶❷〜❺ 22
2　摂食・嚥下機能検査実施時のリスクマネジメント　DVD▶❻〜❽ 30

第4章　基礎的嚥下訓練のリスクマネジメント　　柴本 勇

1　のどのアイスマッサージ　DVD▶❾ 38
2　皮膚のアイスマッサージ　DVD▶❿ 41
3　嚥下体操　DVD▶⓫ 43
4　プッシング法(発声訓練)　DVD▶⓬ 45
5　頭部挙上訓練(head raising exercise)　DVD▶⓭ 47
6　バルーン法　DVD▶⓮ 49
7　嚥下反射促通手技　DVD▶⓯ 53
8　メンデルソン法　DVD▶⓰ 55
9　ブローイング訓練　DVD▶⓱ 57

第5章　摂食訓練のリスクマネジメント　　　　　　　　　　　　　　　　柴本　勇

1 摂食時の姿勢 DVD▶⑱ ……………………………………………………… 60
2 横向き嚥下（頸部回旋）・一側嚥下 DVD▶⑲ …………………………… 63
3 交互嚥下 DVD▶⑳ ………………………………………………………… 66
4 複数回嚥下 DVD▶㉑ ……………………………………………………… 68
5 息こらえ嚥下 DVD▶㉒ …………………………………………………… 70
6 K-point 刺激法 DVD▶㉓ ………………………………………………… 72
7 とろみのつけ方 DVD▶㉔ ………………………………………………… 74
8 一口量の調整 DVD▶㉕ …………………………………………………… 76
9 スライス法 DVD▶㉕㉖ …………………………………………………… 78

第6章　経管栄養のリスクマネジメント　　　　　　　　　　　　　　　藤森まり子

1 経管栄養チューブの挿入方法とリスクマネジメント DVD▶㉙ ……… 82
2 経管栄養実施時のリスクマネジメント DVD▶㉚ ……………………… 86
3 経管栄養チューブのリスクマネジメント ……………………………… 90

第7章　吸引におけるリスクマネジメント　　　　　　　　　　　　　　片桐伯真

1 吸引におけるリスクマネジメント DVD▶㉛ …………………………… 92

第8章　摂食・嚥下障害患者の服薬とリスクマネジメント

1 具体的な服薬方法と適応 DVD▶㉜〜㉟ ………………………… 北岡美子 98
2 簡易懸濁法 DVD▶㊱〜㊵ ………………………………………… 倉田なおみ 103
3 内服時に生じる問題とリスクマネジメント …………………… 倉田なおみ 108
4 服薬方法の違いとその効果の相違 ……………………………… 北岡美子 111
5 服薬時間（食前・食間・食後）の基本的な考え方 …………… 北岡美子 113
6 嚥下機能に影響を及ぼす薬剤および化学物質 ………………… 北岡美子 115

第9章　口腔ケアとリスクマネジメント　　大野友久

1　口腔ケアとリスクマネジメント ……………………………………………………… 122
2　基本的な口腔ケア　DVD▶㊶ …………………………………………………………… 123
3　口腔乾燥のある患者への口腔ケア　DVD▶㊷ ………………………………………… 127
4　出血傾向のある患者への口腔ケア …………………………………………………… 130
5　開口困難な患者への口腔ケア　DVD▶㊸ ……………………………………………… 133

第10章　トラブルが起きたときの対処法　　藤島一郎

1　トラブルが起きたときの対処法　DVD▶㊹〜㊺ ………………………………………… 138

索引 …………………………………………………………………………………………… 144

※ DVD▶● の付いている項目は付録のDVD-VIDEOで動画を見ることができます．

第 1 章

摂食・嚥下障害とリスクマネジメント

「リスク」という言葉は，状況によってさまざまな意味で用いられている．ここでは，まず医療におけるリスクとは何か，どのように捉えたらよいかについて考えてみたい．そのうえで，摂食・嚥下リハビリテーションを実施する際は，どこにどのようなリスクがあるのかについて概説する．

1 医療における事故とリスクマネジメントの考え方

　医療事故とは，患者の疾患そのものではなく，医療行為によって患者に傷害が引き起こされた出来事を意味する．事故は「過失による事故」と「過失のない事故」に分けられるが，一般的に問題になる医療事故といえば前者の「過失による事故」であろう．ところがこの過失があるかどうか，という判断は大変難しい．「経管栄養剤を点滴してしまった」とか「患者を取り違えて，別の栄養剤を入れてしまった」など，過失が明らかな場合は医療事故といえる．しかし，摂食介助中に，今まで問題なく食事をしていた患者が，突然激しくむせてその後に肺炎を発症したなどの場合は，客観的に過失があったかどうかを証明することは困難であるし，これを「医療事故」とすることはできないと思う．

インシデントとアクシデント

　インシデントとアクシデントという言葉をよく耳にする．インシデントは偶発事象，ニアミス，特に重大事件に発展する危険性をもつ付随事件，小事件などの意味であるが，医療現場では「患者に傷害を及ぼすには至らなかったが，日常の診療現場で"ヒヤリ"としたり，"ハッ"とした出来事」をさす．たとえば，摂食・嚥下場面を想定すると「摂食訓練中に激しくむせた」などが該当すると思われる．これに対しアクシデントは偶然または不慮のよくない出来事，事故という意味であり，医療現場ではまさに医療事故を意味する．医療行為のなかで患者に傷害が及び，すでに損害が発生しているものである．「摂食訓練中に窒息した！」とか「VE検査中に大量出血してショック状態に陥った！」などの出来事をさす．

「リスク」とは？

　次に，事故につながる「リスク」という用語は一般的に「危険」と訳されるが，危害・不利などを受けるかもしれない危険，おそれ，賭けなどの意味がある．医療現場では以下のように状況によってさまざまな意味をもって使用される．

事故発生の条件，事情，状況，要因，環境

　「病院や施設そのものがリスクである」というように使われることがある．事故が起こりやすい場所をさす場合である．また，多忙なときや看護師が交代する時間帯や人数が少なくなる時間帯もリスクである．さらに，重症度の高い患者はそれだけでリスクであるし，仕事に不慣れな新人が多い4〜5月という時期もリスクである，というような使い方がなされる．

事故発生の可能性

　事故につながる可能性自体をリスクとよび，リスクが低い，高いとか常時リスクがあるなどという使い方がなされる．

事故それ自体

　心停止，窒息は重大な病態であるが，医療ミスで起こった場合は事故であり，生命のリスクである．誤嚥，脱水，配食ミスなども同様に考えることができる．

ここがポイント

事故とリスクマネジメントについて考えるとき，用語が意味する内容を正確に理解しておく必要がある．

リスクに関連する用語にエラーとミスの2つがある．両者はほぼ同義で用いられることが多い．エラーは「一般的な誤り，間違い」のことであり，過失，失策，錯誤，罪などの意味がある．ミスはミステイクの略であり，「基準または正解からはずれた誤り，または判断の誤り」のことであり，思い違い，誤解などの意味がある．これらはリスクと不可分の関係にある．エラーやミスを伴うと事故につながるリスクが高くなる．

ハインリッヒの法則

「ハインリッヒの法則」という有名な法則がある．これはハーバート・ウィリアム・ハインリッヒ（1886～1962年）が報告した法則であるが，彼がアメリカの損害保険会社で技術・調査部の副部長をしていた1929年に出版した論文に載っている．

ハインリッヒは労働災害5,000件余を統計学的に調べ「重傷」以上の災害が1件あったら，その背後には，29件の軽傷を伴う災害が起こり，300件もの「ヒヤリ，ハット」した（危うく大惨事になる）傷害のない災害が起きていたとしている．ヒューマンエラーを考えるうえで大変参考になる法則である．

ここに気をつけよう

アクシデントが起こらなくてもインシデントが多発しているときは要注意である．

医療訴訟

さて，医療における事故といえばすぐ連想するのが医療訴訟である．最近ではこの問題がマスコミに頻繁に取り上げられ，「またか！」と思わざるを得ない状況であり，医療不信を助長している．医療や介護の現場は多忙で，かつ十分なスタッフ数が整っていないことがそれに拍車をかけている．

患者側は情報を得やすくなったため，権利を主張し過失を追及しやすくなっている．医療者側にとっては取り組みへの消極化にもつながり，またインフォームドコンセントも医師の自己防衛のための形式と化していく傾向がみられる．

本書でこの問題をこれ以上扱うことは避けるが，裁判になった場合の判決は「予測される不慮の結果を予見し，回避する義務」（結果予見義務，結果回避義務）をかなり厳しく追及する傾向がある．生命を失うなど，取り返しのつかない事態が発生すれば，マスコミ報道などにより，社会的信用が地に落ち，医療訴訟となって賠償責任を問われたり，医療機関の賠償倒産や個人の刑事責任・民事責任など厳しい責任を負わなければならなくなる．しかし，だからといってすべて防衛的となり，消極的な萎縮医療になってしまってはなにも始まらない．

この問題は大変重要であるが，個別の要素が複雑に絡み合い，本書の守備範囲を超えているのでこれ以上深入りはしない．詳しく勉強したい方は成書[1]をご参照願いたい．

文献
1) 田邊　昇：弁護医師による医療訴訟とリスクマネジメント Q&Aで学ぶ．医療文化社；2008．

2 ヒューマンエラーとシステム

　ヒューマンエラー（human error）はもちろんエラーの一種であるが，特に人為的過誤や失敗のことで，人によって起こされるあらかじめ決められた（期待した）ことから逸脱した行いや行動のことをさしている．たとえば，麻酔器などの機械設計者・製作者の過誤はヒューマンエラーには含まず，麻酔器を操作した人の誤りをヒューマンエラーとよぶ．人間の注意力には限界があり，どんなに注意深く有能な人でも疲労や錯覚などでヒューマンエラーを起こしうる．新人のみならず経験を重ねたベテランやルーチンワークでも起こる．ベテランが効率的に作業を進めるうえで「問題ない」という判断で，基本的な確認・操作を省略して仕事を行い，そのことが重大な医療事故に発展する可能性もある．

　システムエラー（system error）とは，人為的過誤や失敗がなくても事故につながる構造上の問題のことである．しかし，構造そのものには問題がなくてもヒューマンエラーを引き起こしやすい操作手順や環境が存在することがある．医療現場においてはヒューマンエラーをできるだけ起こしにくいシステムを構築することが大切で，ヒューマンエラーが頻発したり，取り返しのつかない重大なヒューマンエラーの起こる可能性がある場合にはシステムに問題があると考える．

【例】
　以前，点滴ラインに経管栄養剤をつなぐ事故が多発していた．これは点滴のラインと経管栄養のラインが同じ内径－外径で接続可能になっていたため，重大なシステム上の問題であった．いくら看護師や医師が注意しても接続可能であれば，多数の症例を扱っているうちに，どこかで誤接続される誤りが起こりうる．経管栄養と点滴のライン径を変更して，接続できないようにしておけば事故が予防できる．そうすれば仮に点滴ラインに経管栄養剤をつなごうとするヒューマンエラーが起こっても，システム上で事故を未然に防ぐことができる．システムを修正してヒューマンエラーを防止しうる例である．しかし，それでも別の患者と取り違えて投与してしまう誤りは起こりうる．

ヒューマンエラーと関連した人間の特性

　ここでは『医療におけるヒューマンエラー』[1]から筆者が理解している内容に日常臨床での経験，オリジナルの考えを加味して述べる．詳しく勉強したい方は大変優れた内容の原著[1]をお読みいただきたい．

サーカディアンリズムとエラーが起こりやすい時間帯

　サーカディアンリズムとは概日リズムともよばれているが，生物が本来もっているとされる体内時計のことである[2,3]．ヒトでは約25時間とされ地球の1日24時間とのずれがある．このずれがあるために海外旅行をしたときの時差を数日で克服できるとされている．通常は朝の光でリセットされ，24時間周期となるようにリズムが修正される．日中は活動的（交感神経優位）となり，夜間は活動性が弱まる（副交感神経優位）．交替制勤務（看護師，夜警，タクシードライバーなど）で夜間働かなければならない場合は，サーカディアンリズムとずれた活動をしなければならず，作業能率や注意力，集中力が低下する．「大事故は夜明け前に起こる」といわれるが，サーカディアンリズムに疲労が重なり，さらにあと少しで勤務が終

了するという気持ちが緊張感を低下させるため，ヒューマンエラーが起こりやすく，事故につながりやすい．

加齢

加齢は誰にも訪れるが意識することは難しい．仮に自分は年をとったと思っても「経験があるから若い人より仕事はできる」と思っている人も多いはずである．確かに技能（スキル）は経験を重ねた学習により向上するが，基本的な生理機能としての感覚や運動機能は20～24歳くらいをピークとして確実に加齢とともに低下する．文字の見間違い，聞き間違いなど，若いころでは考えられないことが起こりうるのが加齢現象である．

疲労

長時間作業をすれば後半は疲労が出て作業能率が低下することは周知の事実である．10時の休憩や昼休み，15時の休憩，1日8時間労働などもこのことから決められているのである．これらは急性疲労に配慮したものである．さらに週休2日制や週40時間労働などは慢性疲労に対して設けられた基準である．休みもなく働き続ければ，本人が疲労したという自覚がないままに慢性疲労が蓄積していくことが知られている．生物は必ず疲労して休息を必要とする．誰でも疲労すれば生理機能が低下して誤りを起こしやすくなる．

認知や行動における人の特性

視点を移すと同じ図形が異なる形に見えることがある．図1に示した立方体をご覧いただきたい．1を凝視するときと2を凝視するときで，上から見えたり下から見えたりすることがおわかりいただけると思う．このような例は多数あげられる．心理テストで有名なロールシャッハテストなどもこのような人の認知特性を利用したものである．曖昧な情報や前後の関係で認知はかなり影響を受けるということを知っておかなければならない．

【例】

聖隷三方原病院ではD号館新建築の際，途中

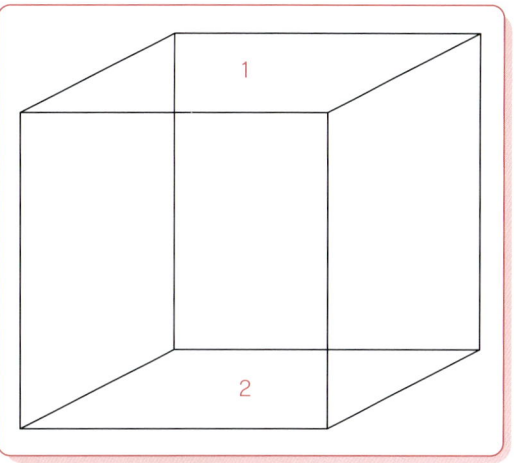

図1　ネッカーの立方体

からF号館に名称が変更になった．これはDとBの発音が似ているため，かなりはっきり発音しても前後関係でB号館とD号館の取り違いが起こる可能性を考慮したものであった．

【思い込み】

思い込みも人の認知として重要な因子となる．常に冷静沈着で有能な「医師」に対しては周囲のスタッフが「間違えるはずがない」と信頼を寄せ，思い込んでいることがある．しかし「医師も間違えることがある」のであって，この思い込みが事故につながる可能性がある．さらに慣れた手順が新しく変更になったときなども注意が必要で，反射的に古い手順に従ってしまいがちである．一方，オオカミ少年の例で知られるように，しばしば誤ったことをしたり，言ったりするスタッフが時に重大な情報をもたらしてくれた場合に，それをまともに取り合わないために誤りにつながることもあるだろう．また，指示や通達を出せば，出した側は指示が周知徹底されると思い込みがちである．ところが指示の内容が受け手に曲解されていたり，一度は覚えていても時間がたてば「忘却の彼方」ということも多い．

【杞憂と能天気】

「過剰な心配：杞憂」と「安易な解釈：能天気」も人の認知における重要な特性である．両者は相反するものであり，個人の性格的な要素が大きく反映する．なにごとにも慎重であることは優れた

特徴でもあるが，すぐに決断しなければならない場面では事故につながりかねない．一方，細かいところに目をつぶり大胆に行動することも必要な場合があり，これでピンチを脱することもあるだろう．しかし，患者の訴えを安易に解釈したり見過ごすことは事故につながりかねない．

【パニック状態】

「頭が真っ白になる」という経験は誰もが思いあたるだろう．人は失敗したり予期せぬことや生命の危険などが迫ると脳内がいわゆる「パニック状態」になり，頭の中が真っ白になったと表現される．これは多くの動物で共通に起こる．このとき脳内では「ノルアドレナリン」が分泌され視床下部に影響を及ぼし，自律神経に作用する．その結果，血圧が上昇したり，冷や汗が出たりもする．

頭の中が真っ白になると思考回路が円滑に機能しない．つまり，ニューロンネットワーク同士のパルス（微弱電流）の伝達がスムーズにいかず，正常な判断ができないばかりか，頭の中で思考していることと行動が食い違うことがある．後で冷静に考えればどうしてあのようなことをしてしまったのか，どうしてそんな簡単なことができなかったのかということになる．経験の浅い人は初めて直面する予期せぬ出来事に緊張してしまい，思うように思考が働かず，体も動かず，失敗すればさらにパニックになるという悪循環に陥ることになる．たとえベテランであっても，自信をもって行ったことがうまくいかない場合は同様の反応が起こることもある．

【注意】

注意には限界があり，注意すれば大丈夫と思うのは大変浅はかである．注意には容量と選択性・方向性があり，通常は1つのことに集中しているより，2つや3つのことに注意を向けなければならない状態でより誤りが起こりやすい．また，1つのことに集中していても常に同じ水準で注意を維持することは困難である．また，忙しいときには失敗をしないのに，かえって暇なときに気がゆるんで失敗をするということもある．

社会的活動における特性

医療はチームで行う社会的活動であるが，人がチームの構成員として行動するときには，1人のときとはまったく異なった判断や行動をすることを理解しておく必要がある．たとえば嚥下造影検査で研修医が誤嚥したのではないかと思っても，先輩の指導医や言語聴覚士（ST）が「問題ないね」と先に発言してしまうと「そうか誤嚥はしていないのか」と自分の判断を修正して納得してしまうことがある．これは「権威への服従」として知られている．また，カンファレンスなどで多くのスタッフが胃瘻にしようと意見を出した場合に，1人（特に若いスタッフ）で反対するのは，正しい評価と知識に基づいた考えをもっていても大変勇気がいる．「思っていてもまあいいか！」とか「みんなが言うからそうしよう」という傾向になるのが人の常である．

チームで行動すると1人よりも効率的で力が倍加される「1＋1が2ではなく，3になる」というようにしばしば説明される．しかし，心理学的には「社会的手抜き」とよばれる「自分がやらなくても誰かがやるだろう」と思う現象が生じやすい．また，民主主義の最も優れた面としている「多数決」や「集団討議」が誤った選択をする可能性があることを理解しておく必要がある．特に摂食・嚥下障害などではまだ未知のことが多く，正しい治療方針やゴールの設定に際して「みんなで考えたからこれが正しい」とはいえないこともある．論文を読んだり，他施設での対応，学会・研究会などでの討論が重要となるゆえんである．

■ 文献
1) 河野龍太郎：医療におけるヒューマンエラー．医学書院；2004.
2) 高橋三郎，高橋清久，本間研一：臨床時間生物学．朝倉書店；1990.
3) Fujishima I, Motohashi Y : Desynchronization of Body Temperature and Blood Pressure Circadian Rhythms in Patients after Subarachnoid Hemorrhage. The Japanese Journal of Psychiatry and Neurology 1991 ; 45 (1) : 159-60.

3 摂食・嚥下障害患者の特徴とリスク

　一般的にリハビリテーション（訓練室，病棟）で起こりやすい事故は，転倒，転落，誤薬などであるが，摂食・嚥下障害の訓練を実施する場合は誤嚥と窒息が重要となる．さらにそれに伴う呼吸器合併症（肺炎，無気肺，膿胸など）が起こる．脱水，栄養障害などもリスクであるが，これが事故とされるケースはあまり考えにくい．

　ここでは摂食・嚥下障害患者の特徴と，摂食・嚥下評価やリハビリテーション実施時に考えられるリスクについて考えてみたい．

摂食・嚥下障害患者の特徴

原因疾患

　摂食・嚥下障害はさまざまな疾患から起こる症候群と捉える必要がある．別の言葉でいえば，摂食・嚥下障害患者といっても基礎にある疾患が多様であり，さらに原因が重複していることもあるので注意が必要である．摂食・嚥下障害の主な原因（疾患）を表1に示した．

　また，疾患の特徴とともに，病状・予後もよく理解しておくことが大切となる（詳細は第2章を参照のこと）．①安定しているのか，不安定なのか，②改善に向かうのか，悪化するのかによって対応は大きく異なる．また，治療に伴って処方された薬剤や放射線療法によって患者の体力や意識状態，精神状態などに変化をきたし，摂食・嚥下能力に影響を与える場合があることも理解しておくことが大切である．

表1　摂食・嚥下障害の原因

器質的原因	
口腔・咽頭	食道
舌炎，アフタ，歯槽膿漏，扁桃炎，扁桃周囲膿瘍，咽頭炎，喉頭炎，咽後膿瘍，口腔・咽頭腫瘍（良性，悪性），口腔咽頭部の異物，手術後，外からの圧迫（甲状腺腫，腫瘍など），その他	食道炎，潰瘍，ウェッブ（web，膜），憩室（Zenker），狭窄，異物，腫瘍（良性，悪性），食道裂孔ヘルニア，外からの圧迫（頸椎症，腫瘍など），その他

機能的原因	
口腔・咽頭	食道
脳血管障害，脳腫瘍，頭部外傷，脳膿瘍，脳炎，多発性硬化症，パーキンソン病，筋萎縮性側索硬化症，末梢神経炎（ギランバレー症候群など），重症筋無力症，筋ジストロフィー，筋炎（各種），代謝性疾患，薬剤の副作用，その他	脳幹部病変，アカラジア，筋炎，強皮症，SLE，薬剤の副作用，その他

心理的原因
神経性食欲不振症，認知症，拒食，心身症，うつ病，うつ状態，その他

脱水，栄養状態，日内変動

摂食・嚥下障害患者は口から必要な水分や栄養を摂取できないため，容易に脱水症状をきたしやすい．特に汗をたくさんかく夏場は危険である．また，下痢や嘔吐のときも危険である．

健常者であればあまり問題にならないわずかな脱水が，ぎりぎりの状態で保たれている摂食・嚥下機能に悪影響を及ぼし，誤嚥・残留が悪化したり，嚥下運動そのものが起こりにくくなったりすることなどは臨床でしばしば経験する．

さらに，どの疾患でも時間や日内の変動がつきものである点も肝に銘じておく必要がある．摂食・嚥下機能も変動する．意識がはっきりしない，疲労，注意散漫などがみられるときに摂食・嚥下機能の低下が起こる．

摂食・嚥下評価時に考えられるリスク

第3章で詳しく述べるが，リスクは評価のときから始まっている．ここでは個別の事項は取り上げずに評価に伴うリスクとは何かについて概説する．

【インフォームドコンセントの重要性】

まず，インフォームドコンセントの大切さを再度確認しておきたい．今や医療者からの適切な説明と患者や家族の十分な納得なしには医療は成立しない時代となっている．以前はこのインフォームドコンセントなしに医療者側の都合だけで突然評価や検査がなされることも多かった．最近では評価そのものを拒否する患者もいる．特に前医で同じ検査を受けたからもう受けなくてもよいという場合がある．しかし，摂食・嚥下障害の変化では「機能を評価する」ことが重要である．機能に関しては検査や評価を受けるときの状態が変化するため，繰り返し同じ評価を行うことも必要であるし，環境が異なれば結果が変わることもある．

表2に示した評価や検査の目的をまず明確にし，そのうえで具体的な方法を説明して十分納得が得られてから実施することがトラブルを避けるうえできわめて重要である．医療者と患者・家族間の信頼関係，相互理解がリスク回避の第一歩となる．一方，医療者からみると不必要と思われる検査を希望されて困ることもある．正しい情報を共有し，相互に理解を深めることが，適切な医療を行ううえで大変重要であるとともに，リスク軽減にもつながる．

さて，適切な評価を行わなければ摂食・嚥下機能を正しく把握できないのは当然のことである．したがって，極論すれば「不適切な評価や検査はそれ自体がリスク」であるともいえる．また，評価時点における患者の意識レベル，全身状態・病態を正しく認識して，そのとき行っている評価や検査結果がなにを意味しているか常に考えておかなければならない．極度の緊張状態や意識障害などでは患者は本来の摂食・嚥下能力を発揮することができず，評価者はその機能や能力を低く見積もってしまう．一方，体調もよく検査場面で普段以上に力を発揮する患者がいることも事実である．評価や検査の結果は尊重すべきであるが，あくまでその時点の状態を捉えているということをしっかり認識しておかなければならない．必要に応じて評価や検査を随時繰り返して実施することもある．

【評価や検査に伴うリスク】

次に，評価や検査そのものに伴うリスクもある．摂食場面の評価や，食物を用いた嚥下造影・嚥下内視鏡検査における誤嚥や窒息が代表例である．検査方法や患者の状態を常に意識してリスク軽減に努めるようにすることが重要である．通常ならば問題のないことが危険とされる場合もある．

【例】

解離性椎骨動脈瘤が原因となっているWallenberg

表2 摂食・嚥下障害の評価・検査目的

器質的異常の発見	腫瘍や形態異常（手術後，先天的），粘膜面の炎症など
機能障害の発見	嚥下器官の動きの障害，食塊の動き（誤嚥，残留）など
代償機能やリハビリテーション手技の効果判定	

症候群では，水でむせる際によく行う「頸部の回旋」を指示した場合，急に動脈瘤の解離が進行して病態悪化，場合によっては呼吸停止となる可能性さえ想定される．このとき，もし摂食評価に用いた食物を誤嚥したり，咽頭に残留して窒息したと仮定すると，頸部回旋が悪かったのか誤嚥や窒息が主原因なのかわからないことにもなる．幸い筆者はそのような経験がないが，これから評価しようとしたまさにその瞬間に呼吸が停止して，その場で蘇生処置を行った症例がある．また，午後の遅い時間に診察依頼を受けて，あえて翌日に評価を回したWallenberg症候群の患者がその夜再発し，呼吸停止して死亡した経験もある．このようなケースは減多にないことではあるが，「意識レベル，全身状態・病態を正しく認識して」評価や検査を行わなければならない．ただし，臆病になり萎縮してしまっては何も始まらない．大切なのは必要なことを適切な時期に適切な方法で行うことである．

摂食・嚥下リハビリテーション実施時に考えられるリスクと対策

具体的な対処法については第4, 5章, 第10章を参照していただき，ここでは摂食・嚥下リハビリテーション実施時に考えられるリスクとは何かについて概説する．

【個人レベルのリスク対策】

まず，リハビリテーションの内容，手順をよく理解しておく．危険なところはどこか，なにが危険な作業なのかを理解する必要がある．さらに患者がむせたり，異常を訴えたらすぐに吸引するとか，摂食訓練を中止するなどの対応を決めておくことも重要である．治療者側の自分自身の体調管理もリスク対策では重要となるし，評価でも述べたように患者のその日の調子に合わせてリハビリテーションプログラムを変更することも念頭に置く．できることなら担当患者以外にも気を配るくらいの余裕がほしい．

医療事故は質のばらつきのはずれ値と述べられることがある．ばらつかない方策としては医療者一人ひとりのスキル向上，自己研鑽が必要となることはいうまでもない．しかし，どんなに技術を高め，注意しても人は間違えるものだ（To err is human）という認識に立ち，周囲のアドバイスを素直に受け入れる姿勢をもたなければならない．

【システムとしてのリスク対策】

繰り返しになるが人は間違えるものである．個人のエラーもシステムの一要素として捉え，エラーが起こっても事故につながらないようなセーフシステムを考えておく必要がある．医療，特にリハビリテーションは1対1の個別対応が基本となる．工業技術のような機械に頼ったオートメーションでエラーを回避するというシステム構築は不可能である．手順を決めて遵守するとか，複数でチェックする，モニターを装着するなど，現場に即したシステムを意識して構築することがリスク軽減につながる．異常を発見した場合の対応をマニュアル化しておくことも不可欠である．そのな

Column

嚥下障害と摂食・嚥下障害

嚥下は狭義には口腔期（相），咽頭期（相），食道期（相）からなり，その障害を嚥下障害とよぶ．認知を含む摂食動作と嚥下を含めて摂食・嚥下とし，その障害を摂食・嚥下障害とよぶ．しかし，認知が悪いときは嚥下も悪く両者はきわめて関連が深く，摂食・嚥下障害≒嚥下障害として用いられることも多い．本書ではタイトルは摂食・嚥下障害を用いているが，断りがない限り本文ではほぼ同義として嚥下障害を使用している．

かで特に重要なことは「自分一人で判断, 処置をしない」ことがあげられる. 当事者は動転して冷静な対応ができないことが多い. 何かあればすぐに応援要請をする. この応援に対応できるシステムを整えておくことがまさにリスク対策である.

【リスクの予測】

ここで理解することは「リスクは予測しなければならない」ということである. 摂食・嚥下リハビリテーション実施時に考えられるリスクの代表は誤嚥と窒息である. これらに関しては摂食中だけとは限らない点に配慮しておくことが大切である. たとえば, 夜間に嘔吐して誤嚥・窒息したという例はかなり多くあると思われる. もちろんこれを事故とするか否かは症例ごとに事情が異なるので一律に決めることはできないが, 頻繁に嘔吐を繰り返している患者に対して, しかるべき対策をとっていなければ, 問題となるだろう.「夜間は, 嘔吐して誤嚥・窒息が起こる可能性が高い」ことを予測していなければ, 対応ができないということである. 誤嚥する可能性が高いと予測していれば, 摂食訓練に際しては吸引器を準備したり, 排痰法をいつでも実施できる体制を整えておくことができる. そうしないと, まったく予想していなかった患者が急に激しくむせた場合にどうしてよいかわからないという事態に陥る. 人は想定外のことが起こると適切に対応できないものである.

本書のすべてが摂食・嚥下リハビリテーションにおける予測されるリスクについて述べてあるといっても過言ではない.「リスクは予測」して, 初めて対策がとれるのである.

Column

医療者側感染リスク

摂食・嚥下障害患者さんに食事介助をしていると, しばしば咳き込み, 口に入れた食物や痰など排出されたものを介助者が浴びることがあります. 気管切開カニューレの交換や吸引のときなども同様の危険があります. 患者さんのなかにはMRSAや結核, 肝炎ウイルスなど感染症をもっていることもあり, その場合は介助者に感染のリスクが生じることがあります. 咳や痰以外にも手指を介し, 患者→医療者→患者というように感染が広がるリスクも知られています.

手洗いを遵守し, 必要に応じてマスク, 手袋着用, ガウンテクニックなどを心がけましょう. これは医療者自身を守ることは患者さんを守ることにつながり, 医療事故防止にもつながります.

■ 参考文献
1) 矢野邦夫:ねころんで読めるCDCガイドライン やさしい感染対策入門書. メディカ出版;2007.
2) 小島千枝子, 長谷川賢一:治療部門におけるリスクマネージメント—言語聴覚部門から. 臨床リハ2005;14(3):232-238.

第2章 疾患・病態による摂食・嚥下障害の経過とその理解

　摂食・嚥下リハビリテーションを実施する際は，患者の疾患・病態の特性や経過を理解することがリスクマネジメントに必要である．摂食・嚥下障害を引き起こす背景にある患者の疾患を理解することが，その後の経過を予測した的確なリハビリテーションの実施につながり，リスクの減少にもつながる．

1 疾患・病態による摂食・嚥下障害の経過の違い（4つのタイプ分類）

摂食・嚥下リハビリテーションを行うにあたり，摂食・嚥下障害を引き起こしている疾患や病態[1-3]により「経時的に摂食・嚥下機能が向上する」，「経過中に摂食・嚥下機能が低下する」，「経過中に摂食・嚥下機能に変化がある」など，リハビリテーション中の経過は異なることが多い．

したがって，摂食・嚥下障害患者の評価，訓練，援助を行う際は，大まかでもよいので，今治療している患者の疾患にはどのような特性があるか，過去から現在，今後に至る経過を理解することが重要である．それにより今何をしなければならないか，この先何に注意して行っていけばよいかなど，対処すべき内容が整理される．さらに，経過からその後に起こりうる状況の予測が可能なことも少なくない．このように，各患者の状況を理解し，その後の経過を予測することは的確な対応への道であり，リスクを低減させる．ここではあくまでも便宜的なとらえ方ではあるが，大きく4つのタイプに分類して解説する．

摂食・嚥下機能が急激に低下する群（図1）

急激に摂食・嚥下機能が低下し，その後改善するパターンには，典型的な場合として脳卒中があげられる．その他の疾患に関しては表1に示した．急性発症の場合，当然ながら発症と同時に摂食・嚥下機能が急激に低下する．意識状態，唾液の嚥下状態，呼吸状態，痰の貯留状態などの臨床観察をするとともに，水のみテストや反復唾液嚥下テストなどで摂食・嚥下障害をスクリーニングし，まず呼吸器合併症（誤嚥や窒息）を起こさないように配慮することが最も必要である．

脳卒中の急性期では，発症と同時に意識障害を合併する場合も多く，その意識障害は変動する．特に発症から1週間以内（3，4日目がピーク）は注意が必要で，これは脳浮腫や病巣の拡大が原因である．意識障害が強いときは嚥下機能がより低下していると理解しておかなければならない．また，発症当初は，体力や抵抗力も低下していることが多く，訓練や食事中に疲労で嚥下機能が悪化

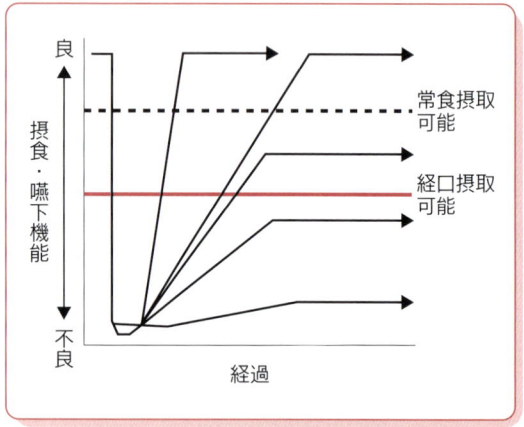

図1　摂食・嚥下機能が急激に低下するパターン

表1　急激に摂食・嚥下機能が低下する疾患・病態

- 急性発症脳疾患：脳卒中，頭部外傷，低酸素脳症，脳炎など
- 嚥下器官の外傷，手術操作による損傷
- 多発性硬化症，ギラン・バレー症候群，甲状腺ミオパチー（クリーゼ後）
- 全身麻酔（特に口腔・頭頸部，食道，循環器疾患手術後）の反回神経麻痺
- 急性の全身疾患：特に高熱，意識障害を伴う場合
- 中毒：ボツリヌス中毒，有機リン中毒
- 炎症：急性咽喉頭炎，急性喉頭蓋炎，咽後膿瘍，その他口腔・咽頭・食道の急性炎症
- 化学物質による炎症：酸・アルカリなどの誤飲
- 薬剤の副作用：意識障害を起こす薬剤（向精神薬，眠剤など），粘膜損傷をきたす抗がん剤

する可能性があることも考慮して訓練し，無理をせず合併症を引き起こさないように行わなければならない．急性期には毎食ごとの観察が欠かせない．万一，肺炎などの合併症を併発すれば，嚥下機能もさらに悪化し，かつ身体のリハビリテーションや，疾患自体の予後にも悪影響を与える．

通常，脳卒中の摂食・嚥下機能は徐々に問題ないレベルまで経過とともに自然回復していくが，再発を繰り返している多発性脳血管障害や大きな脳幹部（特に延髄）などの病巣では，時間をかけて適切なリハビリテーションを行わなければ改善しないばかりでなく，場合によってはほとんど改善しないこともある．また，大脳病変では摂食・嚥下機能に影響を与える失認や失行などを合併する可能性があるので，正しい評価をして注意深く観察をする必要がある．

摂食・嚥下機能が徐々に低下する疾患・病態（図2）

この群の代表は進行性の神経筋疾患であるが，悪性腫瘍や認知症，無症候性の多発性脳血管障害，加齢など多くの疾患が同じような経過をとりうる（表2）．このパターンを示す群には，あらかじめ診断がついている場合と，摂食・嚥下障害で発症し，これをきっかけに進行性の疾患であることが診断される場合もある．漫然と摂食・嚥下障害をみていると重大な疾患を見逃すことがあるので注意が必要である．摂食・嚥下障害で筆者の病院を受診し，精密検査の結果，筋萎縮性側索硬化症（ALS）と判明した症例が何例もある．そのなかには初診時からALSを疑った症例もあるが，CT・MRIで脳梗塞があり，当初は脳血管障害として対応していたが，摂食・嚥下障害の経過が徐々に悪化することでALSの診断にたどり着いた症例もある．注意深い臨床評価が大切であることを思い知らされる．

進行性の疾患ではそれまで問題がなくても誤嚥（または誤嚥性肺炎）や窒息のエピソードをきっかけに摂食・嚥下障害が急速に顕在化してくる場合もある．経口摂食ができなくなると疾患の進行もより早くなるような印象を筆者はもっている．定期的にフォローして，可能な限りこのような誤嚥・窒息事故を起こさないように配慮したい．進行性疾患で摂食・嚥下機能が低下する患者では，機能を定期的に評価し，機能に合致した食品や摂食方法を指導する必要がある．

「機能が徐々に低下する」といっても月単位で低下する場合と年単位で低下する場合がある．さらに疾患の重症度や年齢，患者の全身状態・合併症などで経過も異なるので対応はあくまで個別に行う必要がある．比較的急速に進行する疾患の場

表2 摂食・嚥下機能が徐々に低下する疾患・病態

- 神経筋疾患：筋萎縮性側索硬化症（ALS），筋ジストロフィー，パーキンソン病，進行性核上性麻痺，ハンチントン舞踏病
- 膠原病：多発性筋炎，全身性エリテマトーデス，進行性全身性硬化症（強皮症），封入体筋炎
- 無症候性の多発性脳血管障害，認知症，ポスト・ポリオ症候群
- 糖尿病性ニューロパチー，慢性進行性の各種ニューロパチー
- 延髄空洞症
- 頸椎症，フォレスティアー病（強直性脊椎骨増殖症）
- 悪性腫瘍：脳腫瘍，特に口腔・頭頸部，食道の腫瘍など
- アカラジア，咽頭食道憩室（ツェンカー憩室など），食道ウェッブ，奇異性嚥下障害
- プランマービンソン症候群
- 加齢（基礎疾患がある場合）
- 薬物の副作用：特に抗がん剤，放射線障害

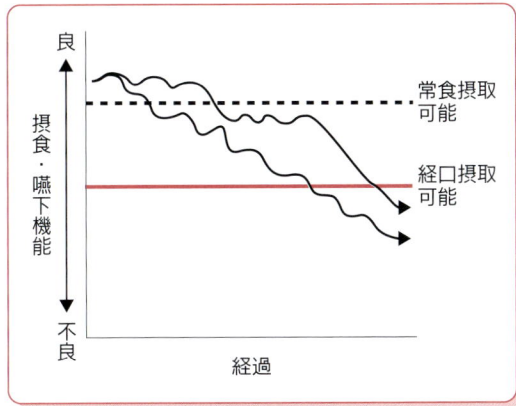

図2 摂食・嚥下機能が徐々に低下するパターン

合は，摂食・嚥下機能の低下も容易に把握することができるが，長期間の経過のなかで低下していく場合は，把握が難しくなる．むせや誤嚥が頻回になってはじめて気がついたときには，すでに呼吸器合併症を併発していたということにならないように注意したい．

加齢に関しては基礎疾患をベースにして全身の体力や筋力が低下してきた場合に，摂食・嚥下障害も徐々に悪化すると理解しておくべきであろう．基礎疾患もなく，歯の問題などもない単なる加齢[*1]では通常の摂食・嚥下機能はかなり保たれると筆者は理解している．しかし，臨床上，高齢者は摂食・嚥下障害の予備軍と考えて対処しておくほうがリスク管理上は安全であると思われる．確かに毎年正月に高齢者の餅の窒息事故報道がなされる．これらの方は認知症やパーキンソン症候群があったり，たとえ健常に見えたとしても無症候性の多発性脳血管障害が基礎にあるのではないかと筆者は考えている．加齢などを本人が自覚していない状況で嚥下機能が徐々に低下すれば，むせることが多くなってきても積極的に訴えることは少ない．家族も「年だから仕方がない」だろうぐらいに考えていることが多い．そのため，本人や家族はそのまま摂食を続け，やがて発熱や体重減少があってはじめて精査を受けると嚥下機能の低下が関与していることがわかる．誤嚥性（嚥下性）肺炎で入院してくる多くの患者もこのような経過を示す．

摂食・嚥下機能が徐々に低下してきていることを自覚していない患者は，自身の判断で摂食し，リハビリテーションに非協力的となったりする．この場合は，本人および家族に対して，原因となっている要因をよく説明し理解してもらうことが，安全な摂食を継続する鍵となる．そして，何といっても"本人が認識していない"ということを治療者や介護者が理解することこそ重要である．残念ながらいくら説明しても「理解してもらえない患者や介護者」がいるのも事実である．もし，治療者側が「患者・介護者は一度説明すればすべて理解してくれるだろう」と思っているとすれば，それは重大なリスクとなる．また，やみくもに摂食・嚥下機能の低下ばかりを指摘し，一方的にリハビリテーションの方法を指導しても，本人・介護者の意思や理解力を無視して実施するのではうまくいかない．信頼関係を構築し，本人および介護者が率先して実施するような対応をすることが重要であり，摂食におけるトラブルを回避するというリスクマネジメントにもつながる．

8 摂食・嚥下機能が短期的に変動する疾患・病態（図3）

何らかの理由によって摂食・嚥下機能が変動するパターンで，疾患の特性や薬剤の影響で症状が変動する患者，原疾患に合併症が加わって電解質やバイタルサインなど全身状態が変化する患者などがあげられる．前項の「摂食・嚥下機能が徐々に低下する疾患・病態」と重複する場合もあるが，ここでは摂食・嚥下機能が日内や日単位で変動する場合を想定している（表3）．

たとえば，パーキンソン病のように身体の症状（特に無動などの運動機能）が使用している薬の

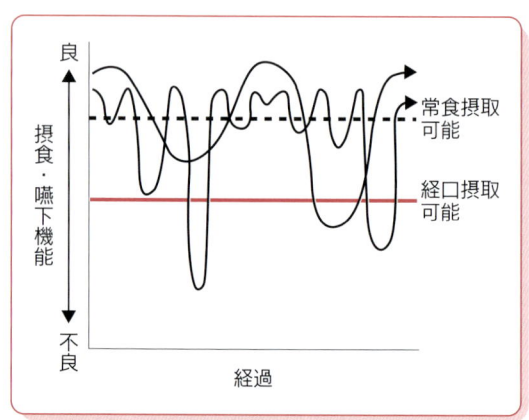

図3 摂食・嚥下機能が短期的に変動するパターン

[*1] 一般的に加齢で運動能力や感覚機能は落ちることが知られているし，加齢で嚥下の予備能は低下している．しかし，どの程度低下しているかを把握することは困難である．

表3 摂食・嚥下機能が短期的に変動する疾患・病態

- パーキンソン病：特に薬剤の効果
- 重症筋無力症
- 透析患者
- 薬の副作用：睡眠導入剤，トランキライザー，抗コリン作用のある薬剤
- 心因性（ヒステリー，強迫神経症など）

影響も加味されて短期的に変動したりする場合は，摂食・嚥下機能も一定ではなく常に変化すると考える．抗パーキンソン薬を内服後30〜40分後に摂食・嚥下機能が改善するが，その後2〜3時間後には再び低下するなどの患者は多い．ON-OFFの激しい患者では数口ごとに摂食・嚥下機能が変化するという極端な場合さえある．重症筋無力症では朝と昼はよいが夕食時には嚥下機能が極度に低下して窒息したという症例も筆者は経験している．また，透析患者は，透析前後に摂食・嚥下機能が変動することもある．このような摂食・嚥下機能が短期的に変動する群では，嚥下機能が常に変化する可能性のあることを患者と介護者およびかかわりのあるスタッフ全員が理解し，情報を共有することが重要である．今現在の患者の嚥下機能が，良い状態なのか低下した状態なのかを把握することがリスク管理上きわめて大切である．

薬剤の副作用による摂食・嚥下障害もよく理解しておく必要がある．薬が作用しているときに意識障害や口腔乾燥など，嚥下に悪影響を及ぼす副作用が出て，そのために嚥下がうまくできないことがある．このような場合は血中濃度が低下して作用が切れると嚥下機能も改善する．

さて，この群では毎食の摂食で，そのときの状態を把握する目的で摂食前に嚥下機能の簡易的な確認を行ってから摂食してもらうことが役立つ．筆者はまず会話をして構音の状態を把握し，空嚥下（必要に応じてアイスマッサージ空嚥下）をルーチン化して直前に嚥下が十分できるか，できないかをみてもらうことにしている．毎日観察していれば構音の変化や空嚥下の状態でその日の嚥下障害をかなり把握できる．嚥下機能に変化がみら

れた場合は，それまでの食品や摂食条件の変更を考えたり，摂食のペースを落としたり，休憩を多く入れたり，観察を頻回にするなどの対応で誤嚥などのリスクを軽減できる．嚥下機能の確認をしないで毎回同じ対応をしていると，誤嚥や窒息，摂食量の減少など，トラブルを生じる可能性があることを忘れてはならない．

最後にやや異質ではあるが，心因性の摂食・嚥下障害も機能が変動するパターンとして捉えることができる．この場合，食べ物の種類や環境要因が大きく影響し，必ずしも病態生理学的に了解可能な一定のパターンを示すわけではないことが特徴である．筆者は「カプセル剤を飲むときだけどうしても嚥下できなくなる」とか，「一人のときは問題ないのに，夕方家族と一緒だとどうしても食べられない」，また「人が見ていないときにはおにぎりやお菓子を問題なく食べているのに介護者がいるとひどくむせてしまう」などの例を経験している．

摂食・嚥下機能を新たに獲得する必要がある疾患・病態（図4）

小児の場合は発達の要素が入るため，成人と全く別の視点が必要である．さらに非進行性の疾患と進行性の疾患の理解[4]も加味しなければならない．

非進行性の疾患として脳性麻痺や先天異常によ

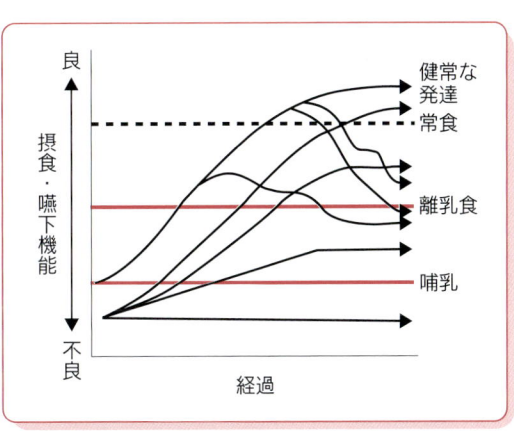

図4 摂食・嚥下機能を新たに獲得する必要があるパターン

り成人嚥下を獲得してない発育前の段階での摂食・嚥下障害がある．この群では成長や発達に伴い変化する摂食・嚥下機能を成長段階に沿って発育を促したり，代償的な手段で対応する必要がある．成人とは全く考え方やアプローチが異なることを理解する必要がある．一方，デュシェンヌ型筋ジスロトフィーや福山型筋ジスロトフィーなど，一度ほぼ健常の摂食・嚥下機能を獲得した後に進行性に悪化するという経過をたどることがある．しかし，この場合も十分な摂食・嚥下機能を獲得する前の発育段階で発症し，病気の進行で悪化する部分と成長し新たな機能が獲得される部分とが混在することになり，とても複雑な対応を迫られることがある．

Column

食べることでのリスク，食べないことでのリスク

摂食・嚥下障害の人は，「食べることでのリスク」「食べないことでのリスク」の両者をもっています．食べることでのリスクは，誤嚥，窒息，呼吸への負荷などです．食べないことでのリスクは，栄養低下，脱水，生きる喜びの喪失などです．また，口から食べないと口腔・咽頭が食べているときよりも汚染されます．「食べること」「食べないこと」この両者を考えながら接することが大切です．

2 摂食・嚥下機能の経過に伴い遭遇しうるその他の問題

気管切開

「気管切開は嚥下に不利に働く[5,6)]ので可能な限りカニューレを抜去して食べさせる」という考えがある．しかし，筆者は気管切開カニューレはむしろ温存しておいたほうが摂食・嚥下訓練は安全で有利に進められる例もあると考えている．確かにカフ付きカニューレは嚥下運動を阻害するし，適切なカニューレが選択されていない場合は違和感が強く，カニューレの刺激だけで咳き込み，分泌物が増え，痰の量が多くなる．気管切開や気管切開カニューレなどについての目的，意義，必要性など正確な理解が必要である．本人の気道サイズにあった適切なスピーチカニューレやレチナカニューレ[7)]を選択することで違和感や気道の刺激を激減させることが可能である．

気管切開の本来的な目的は誤嚥防止ではなく気道の確保である．カフ付きカニューレで十分カフを膨らませても誤嚥を完全に防止することはできない．しかし気管切開は誤嚥物の喀出には有利である．筆者らは重度の嚥下障害患者の場合，カニューレを違和感の少ないレチナカニューレに変更して温存し，スピーチバルブ（一方向弁）をつけた状態で訓練することが多い．この状態では嚥下に悪影響が出ることも少ないし，もし摂食訓練中に誤嚥した場合でも喀出や吸引が容易でありリスク減少につながる．他院でカニューレ抜去した後に嚥下訓練の依頼をいただくことも多いが，誤嚥した場合の対応に苦慮し，大胆な訓練を進められないことがある．気管切開カニューレの抜去は慎重に判断して実施すべきであろう．迷った場合は本当にカニューレが嚥下に悪影響があるかどうか，嚥下造影検査でカニューレを装着した場合と一時的に抜去した場合で嚥下機能がどうなるか比較してみることをおすすめする．もし悪影響がないのであれば訓練する立場（特に現在絶食中でこれから新たに経口摂取訓練を開始する場合）からするとカニューレは温存しておいたほうがリスクマネジメントの視点では有利となる．

その他の注意点として気管切開孔からは異物を入れないように配慮する．また，気切孔が寝具などでふさがれないようにする配慮も必要である．痰が多い場合は，カニューレ内が乾燥した分泌物で閉塞されてしまうことも多い．筆者は内筒付きのカニューレを使用して，内筒を毎日1，2回清掃するように指導している．このようにすればカニューレの閉塞事故は防止できる．カフ付きカニューレでスピーチバルブを使用するときにはスピーチバルブ装着時にカフの空気を抜くようにする．時にカフを膨らませた状態でスピーチバルブをつけていることがあるが，この状態では呼気圧が高まり患者の負担が大きい．間違いのないようにしたい．

加えて，気管切開患者では知っていないと理解できない症状がある．たとえば，においを嗅ぐことができないことが多い．呼吸は気切孔からなされるので鼻腔ににおい成分を吸い込むことができないためである．また，息んだり，胸腔内圧を高めることができない．息むためには声門を閉鎖して胸腔内圧を高める必要があるが，気切孔は声門より下にあり声門を閉鎖しても圧は外に逃げてしまう．排泄のときに腹圧をかけられないので便秘の原因になるし，気切孔より上の喉頭・咽頭や口からの分泌物の喀出もしにくい．これらの「できないこと」を理解したうえで，リハビリテーショ

事前指示と倫理的な問題[8]

摂食・嚥下障害が進行してくると経口摂取ができなくなる時期が訪れ、経管栄養の導入をどうするかという問題が生じる。日本でのことを考えるうえで参考となる海外での状況をみてみると、米国連邦議会は1991年に「患者の自己決定権法(the Patient Self-Determination Act)」を可決している。この条例は患者が自分の医療に関する意思決定、特に疾病が重度もしくは末期の状況で行われる意思決定を十分行えるような指針を示してある。たとえば、どんな状況になったら生命を維持する目的での経管栄養を希望するか、あるいは心肺停止になったとき蘇生術を行ってほしいかなどを、医療スタッフは患者に十分説明し、その医療行為のメリットとリスクを患者が自分で決められるようにしなければならないとされている。

患者、介護者、医療専門職、医療専門職以外の専門家のすべてに共通した医療上の問題に関して最善の意思決定を行う医療の一環として医の倫理の問題がある。これは最終的な医療行為の意志決定は「個人および社会の倫理観と価値観、エビデンスに基づいた医学知識、法的な前例から得たデータを比較検討して行われる」という共通理解のうえで成り立っている。誰かがその治療計画を拒否し、合意が得られない場合に倫理的なジレンマが生じる。筆者が経験した例では、患者・家族は「宗教上の理由で経鼻経管栄養の使用を拒否」しているが、医療者側は「このままでは脱水と栄養障害が進行し、生命の危険さえある」と考え、かつ「経鼻経管栄養を用いれば現在の危機を脱して再び経口摂取可能となる確率が高い」と判断している場合などである。このようなジレンマは日々の臨床で少なからず遭遇する。本来ならばその医療機関の倫理委員会に解決を求めるのが最も望ましいと思われるが、日本の現状ではこのようなことが日常診療で行われることはなく当事者の判断[*2]に委ねられている。

事前指示とは、意思決定能力のある人が医学的処置を受けるかどうかに関する自分の希望を表明したものである。ほとんどの場合、終末期の判断もしくは病状の改善が望めない状況に関するものである。通常、事前指示は2つの部分に分けられるとされる。「リビング・ウィル(生前遺志)」と、「医療に関する永続性のある委任状[8]」とである。

「リビング・ウィル」とは末期または病状の改善が見込めない状態になったときに、ある種の医学的処置を行わないことを要望する書面である。「医療に関する永続性のある委任状」とは、終末期または病状の回復が見込めない状態で、患者が十分な情報に基づいた意思決定ができなくなったときに、患者の代わりに意思決定をする人(代理人)を指名するものである。代理人は患者の希望を事前に知っており、患者のために意思決定を行う。本邦ではまだ一般的ではないが今後このような形で医療を行うようになる可能性はあると思われる。

経管栄養の判断

嚥下の治療をしていて直面する多くのジレンマの一つは、医学的には経口摂取を続けると誤嚥性肺炎を発症するリスクがきわめて高く、経管栄養のほうが安全であると考えられる場合に、患者・家族が「どうしても口から食べたい、食べさせたい」という場合、あるいは「経管栄養は希望しない」などの場合である。我々、医療者は生命を救うのが仕事である。それが大前提で日々活動しているし、このような場合は生きるためにどのように栄養を補充するかを考える。末梢点滴か、中心静脈栄養(IVH)か、経腸栄養か？ 経腸栄養であるならばその経路をどうするか？ 経鼻経管栄

[*2] 筆者の場合は主治医とリハビリテーション科の責任者および患者と関与するキーパーソンの合意に基づく判断。

養か？　そして胃瘻もある．医療者側はそれらを適切に行えば有意義な人生を送りうることもあると知っている．点滴や経管栄養は開発された歴史を振り返れば命を救う画期的な医療技術であった．患者の「自己決定権」に従って患者の希望を尊重し，危険を承知で経口摂取継続を許可できるであろうか？　患者や家族が経口摂取のリスクを十分に理解しているとしても，誤嚥性肺炎を反復して死に至った場合どうなるであろうか？　こうした場合，医療者側からの説明は複数人で行い，患者側も家族などの複数人が同席するようにすすめる必要がある．医療者側のアドバイスを拒否した場合はその旨をカルテに詳細に記録しておかなければならない．また，別の医療機関にセカンドオピニオンを求めることが良い場合もありうる．

　摂食・嚥下障害は誤嚥と栄養・水分摂取不良というリスクとの戦いでもある．摂食・嚥下障害に取り組んでいるとどこまで経口摂取を追求するかで本当に悩むことが多い．ここで取り上げた医の倫理と事前指示の議論は我が国では大変遅れている．これから真剣に取り組まなければならない課題であろう．

リハビリテーションの限界と外科的治療の判断

　摂食・嚥下リハビリテーションは大変効果的であるが，訓練を継続しても機能が改善しない，誤嚥をコントロールできないなど限界もある．そのようなときは外科的治療[9]の可能性を考慮することになる．経管栄養の判断と同程度に外科的治療の判断も難しい．筆者が恐れるのは十分な機能評価と予後予測に基づいたリハビリテーションを行わずにPEGや輪状咽頭筋切断術，気道食道分離術，喉頭摘出術などを選択することである．価値観や医療費，マンパワーの問題など複雑の要素が絡むため，一律に外科的治療の適応を判断できるほど単純ではない．また，嚥下障害の外科的治療がどの医療機関でも実施できるまで普及していないことも問題をより複雑にしている．外科的治療で劇的に改善される可能性のある患者が未治療のまま何年も生活し，筆者の施設を受診後に手術で経口摂取可能となった症例もある．もちろん手術が万能ではないことはいうまでもない．筆者らは外科的治療の判断をする場合，通常最低でも3か月，できれば6か月くらいリハビリテーションを実施して効果を判定してからにしている．ただし，ALSなど進行性の疾患ではPEG造設やその他の外科的治療は，病状がそれほど悪くなく，まだ経口摂取が可能な状態で行われることも多い．これは病状が進行してしまうと麻酔や外科的治療の侵襲に身体が耐えられず，病状の悪化をきたす恐れがあり，処置そのものが実施できなくなる可能性があるからである．

　治療方針の決定に際しては患者本人および家族とのインフォームドコンセントが重要である．特に進行性の神経難病の場合や，認知症患者の経管栄養を導入するか否か，手術をするかどうかなどについては本人の意思や家族の気持ちが揺れ動き，すぐに決断できないことも多い．医療者は患者・家族と日頃からよくコミュニケーションを図り，疾患の予後，治療法の選択肢やその効果，リスクの可能性についてやさしく説明し，時間をかけて治療方針を決定することがその後のトラブル回避につながる．

■ 文献

1) Groher ME編, 藤島一郎監訳：嚥下障害 その病態とリハビリテーション. 原著第3版. 医歯薬出版；1998. p.31-72.
2) 丘村　熙：嚥下のしくみと臨床. 金原出版；1993. p.83-134.
3) 山下弘之：嚥下障害の原因と疾患. 藤島一郎編著：よくわかる嚥下障害. 永井書店；2001. p.16-35.
4) 尾本和彦：摂食・嚥下機能の発達と障害. 北住映二, 尾本和彦, 藤島一郎編著：子どもの摂食・嚥下障害. 永井書店；2007. p.27-35.
5) 鈴木康司, 堀口利之：気管切開患者の嚥下リハビリテーション. 臨床リハ 2003；12（9）：785-790.
6) 前掲1), p.86-87.
7) 藤島一郎：脳卒中の摂食・嚥下障害. 第2版. 医歯薬出版；1998. p.146-151.
8) Crary M, Groher M：Introduction to Adult Swallowing Disorders. Butterworth-Heilemann；2003. 藤島一郎訳：嚥下障害入門. 医歯薬出版；2007.
9) 堀口利之：嚥下障害の外科的治療. リハ医学 2005；42（3）；216-222.

第3章

摂食・嚥下評価の
リスクマネジメント

　スクリーニング検査は簡便に実施できるため，初診時だけでなく，摂食・嚥下障害の症状に変化がみられたときなどにも適宜実施することができる．スクリーニング検査だけでは評価しきれない場合は，嚥下造影検査（VF）や嚥下内視鏡検査（VE）を用いて，最良の摂食条件を設定することになる．ただし，適切な方法で検査がなされないと正しい評価とならないため，摂食条件の設定などに影響を及ぼす．

　ここではよく実施されるスクリーニング検査，VE，VF検査を取り上げ，方法とリスクマネジメントの実際について解説していく．

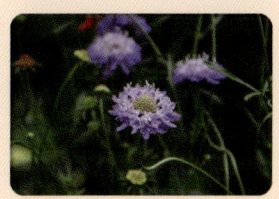

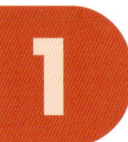 スクリーニング検査実施時の リスクマネジメント

　スクリーニング検査は，摂食・嚥下障害が疑われる人に対して，初診時に病歴や身体所見の評価，質問紙などの情報収集と併せて行われる．方法や解釈などを熟知していれば，特別な設備や機材を必要とせず，侵襲も少なく短時間で評価が可能である．その結果から，より詳細な検査が必要であるか，生活場面での指導で対応できるかなどの判断につながる．

　また，スクリーニング検査は簡便に行うことができるため，初診時のみならず，摂食・嚥下障害の症状に変化がみられる急性期や普段の摂食状況に比べて変化があるときなどにも適宜実施することが可能である．ただし，スクリーニング検査も適切な条件下で実施されなければ，信頼できる結果が出ないため，その後の検査や治療（訓練）に影響を与える．ここでは，一般的に行われるいくつかのスクリーニング検査の手技とリスクについて解説するが，実際の様子は，付属のDVDを参照していただきたい．

1 反復唾液嚥下テスト（RSST：repetitive saliva swallowing test） DVD▶②

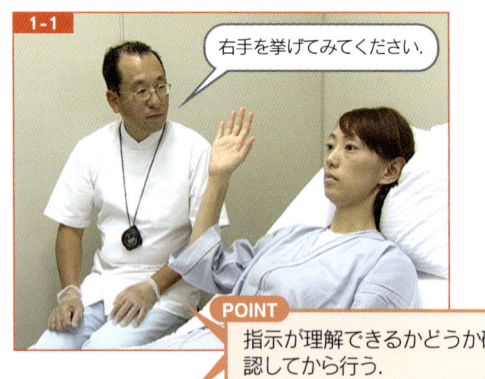

右手を挙げてみてください．

POINT 指示が理解できるかどうか確認してから行う．

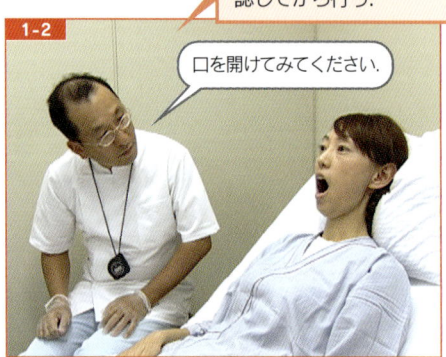

口を開けてみてください．

【目的】
● 嚥下評価を行う際のスクリーニングとして行う．

【対象】
● 摂食・嚥下障害患者．

【必要物品】
● アイスマッサージ棒，冷水，ストップウォッチ（または30秒測定可能な時計など）．

【方法】
① 口腔内を湿潤させた後，空嚥下を30秒間行うよう指示する．
② 実施に際しての姿勢は，座位を原則とする．
③ 評価は，示指で舌骨を，中指で甲状軟骨を触知した状態で行う．30秒間で2回以下であれば異常と判定する．

【リスクマネジメントの実際】
● 環境を整える
● 注意が分散される環境での評価は不適切である．
● リラックスができ，飲み込みに意識が集中できるような環境で行う．

1 スクリーニング検査実施時のリスクマネジメント

> **ここに気をつけよう**
> - 失語症や認知症，難聴など，指示が伝わりにくい場合には教示方法にも配慮が必要となる．
> - 「ごっくんしてみて」という指示に対して「ごっくん」と発声のみで応じたり，「つばを飲んで」と言ってもつばが出ない場合は，アイスマッサージなどを行って嚥下反射を促したりする．

● **実施前の観察**
● 口腔内環境を確認する．
・口腔内が汚染・乾燥している状況では，口腔ケアなどを評価前に実施しておく．
● 意識レベルを確認する．
・意識状態が悪い人（JCSでⅡ桁以上）では，正確な評価が困難となる可能性が高い．
● 挙手や開口，空嚥下の指示などが伝わるかどうか事前に確認する．（1-1・2）
・1回の空嚥下後の指示として「もう1回やってみてください」などの声かけも必要である．
・指示入力がうまくいかない場合に出た結果は，信頼性が低くなる（過小評価）．
● 呼吸状態が悪いときは，経皮的酸素飽和度（SpO_2）モニターを装着して行う．
● 唾液を常に誤嚥する患者には不適切な方法である．

● **実施中の観察**
● 喉頭の挙上を確認しながら実施する．
・外から肉眼で確認できればよいが，挙上が弱い場合や確認しにくい場合は，頸部にあてた手指で反射を確認する．

● **手技**
● 頸部を強く押さえると，疼痛などにより嚥下が阻害される．（1-3）
● 繰り返し行う際は，数分間隔をおいてから実施する．

● **姿勢**
● 実施時は楽な姿勢を維持できるように配慮する．
● 頸部伸展位では空嚥下がしにくくなるだけでなく，唾液の誤嚥を誘発するなどリスクが高くなる．（1-4・5）

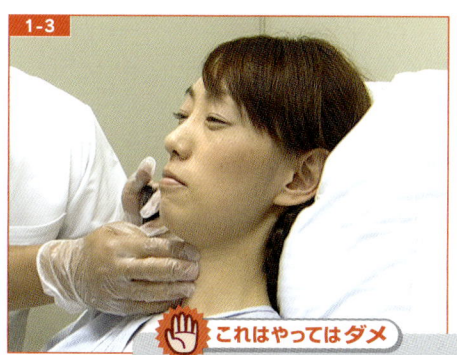

1-3
これはやってはダメ
嚥下時に痛みがある場合は，適切な評価ができなくなる．

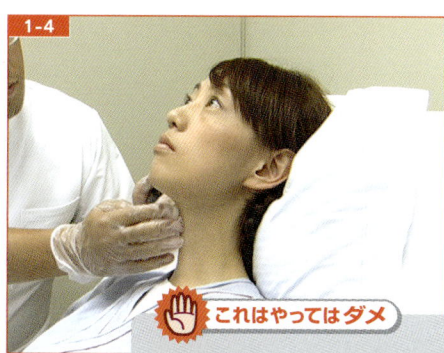

1-4
これはやってはダメ
頸部伸展位では嚥下がしにくく，唾液の誤嚥を誘発する．

楽な姿勢をとってもらう．

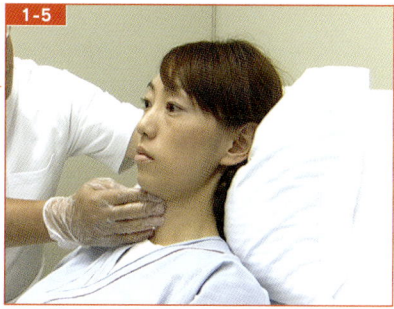

1-5

② 改訂水のみテスト（MWST：modified water swallowing test）

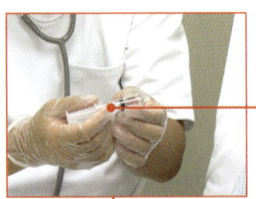

5mLの注射器

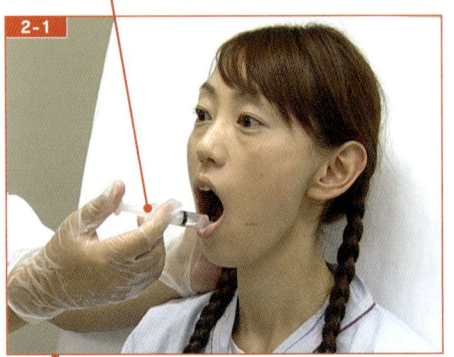

「ごっくんしましょう」などと声かけをし嚥下を促す．

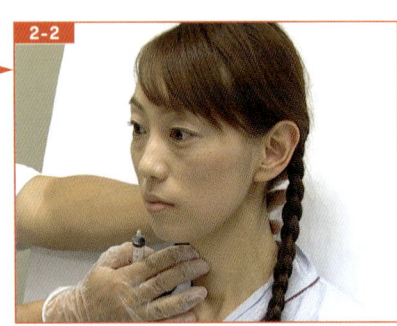

【目的】
- 嚥下評価を行う際のスクリーニングとして行う．

【対象】
- 摂食・嚥下障害が疑われる患者．

【必要物品】
- 冷水，5mLの注射器．

【方法】
① 姿勢は座位またはリクライニング位（誤嚥の可能性に配慮した体位で実施）とする．
② 注射器で測った冷水3mLを口腔底に注ぎ，嚥下を指示する．（2-1・2）
③ 嚥下後，反復嚥下を2回行わせる．
④ 評価基準（表1）で4以上なら最大2回繰り返す．
⑤ 最低スコアを評価点とする．

【リスクマネジメントの実際】

● 実施前の観察
- 指示方法や口腔内の観察などは，RSST（p.22参照）に準じて実施する．
- 顔面神経麻痺がある場合は，口腔内での水分保持が困難なことがある．
- 口腔内の水分保持が困難な場合（顔面神経麻痺や指示が伝わりにくい場合など）は，適切な評価が困難となる．
- 咽頭に唾液や痰がたまっている可能性があれば，あらかじめ喀出してもらったり，吸引しておく．

● 手技
- 口腔内に水分を勢いよく入れると，そのまま咽頭に流入し，喉頭侵入や誤嚥につながるため，注意して実施する．
- 口角から水分がこぼれないように注意する．

● 姿勢
- リクライニング位ではすぐに咽頭に流入することもある．

● 評価
- 誤嚥しにくい姿勢（頸部前屈位）で評価する．
- 呼吸状態をモニターする場合，パルスオキシメ

表1 改訂水のみテストの評価基準

判定不能	口から出す，無反応
1a	嚥下なし，むせなし，湿性嗄声or呼吸変化あり
1b	嚥下なし，むせあり
2	嚥下あり，むせなし，呼吸変化あり
3a	嚥下あり，むせなし，湿性嗄声あり
3b	嚥下あり，むせあり
4	嚥下あり，むせなし，呼吸変化・湿性嗄声なし
5	4に加え追加嚥下運動が30秒以内に2回可能

1 スクリーニング検査実施時のリスクマネジメント

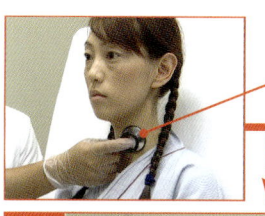
大人用の聴診器
新生児用の聴診器を利用すると患者への負担が少なくなる．

ータの併用が参考になる．
● 頸部での呼吸音の聴診や発声などで喉頭への侵入や誤嚥の有無を確認する．（2-3・4）

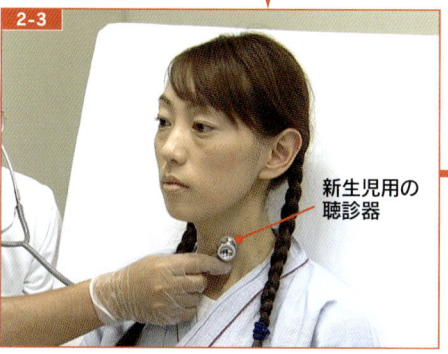
新生児用の聴診器
「あ〜」と発声してもらい，かすれ声やガラガラ声といった異常がないかも確認する．

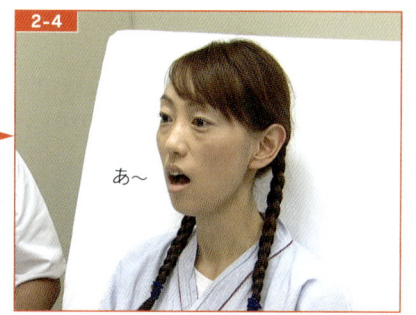
あ〜

3 水のみテスト　DVD▶ ④

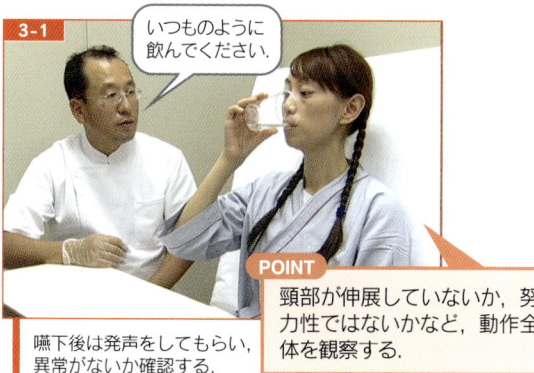
いつものように飲んでください．
POINT
頸部が伸展していないか，努力性ではないかなど，動作全体を観察する．
嚥下後は発声をしてもらい，異常がないか確認する．
POINT
頸部聴診を併用してもよい．
あ〜

【目的】
● 嚥下評価を行う際のスクリーニングとして行う．
● 「改訂水のみテスト」よりも感度が高い．
【対象】
● 比較的軽症の摂食・嚥下障害が疑われる患者．
【必要物品】
● 薬杯，常温の水30mL．
【方法】
① 常温の水30mLを注いだ薬杯を，座位の状態にある患者の健常手に渡し，「この水をいつものように飲んでください」と指示する．（3-1）
② 水を飲み終えるまでの時間を測定・観察し，評価する．

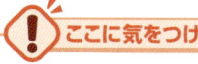 ここに気をつけよう

原法は30mLの水を一気に嚥下してもらうが，まずは2, 3mLで様子をみて，安全を確認してから30mLを施行する．

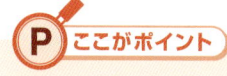 ここがポイント

むせの有無だけではなく，動作全体を観察する．

③ 5秒以内にむせずに飲めれば正常，それ以外は嚥下障害疑いか異常と判定する（表1）．（3-2）

表1　水のみテストの評価基準

1	1回でむせることなく飲むことができる
2	2回以上に分けるが，むせることなく飲むことができる
3	1回で飲むことができるが，むせることがある
4	2回以上に分けて飲むにもかかわらず，むせることがある
5	むせることがしばしばで，全量飲むことが困難である

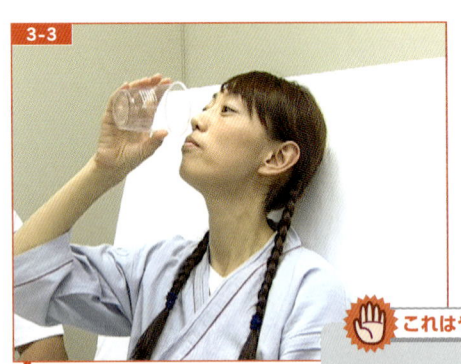

これはやってはダメ
頸部伸展位だとむせやすい．

コップの形状を工夫すれば，上を向かずに最後まで飲みきれる．

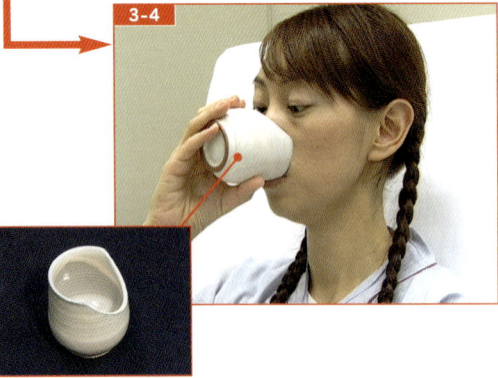

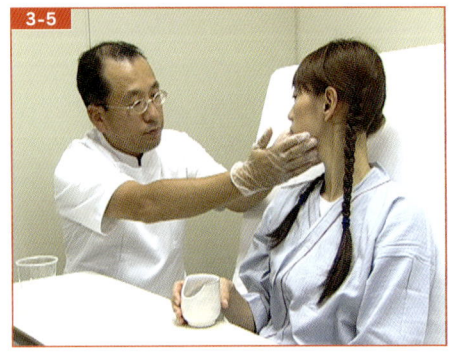

【リスクマネジメントの実際】
- 改訂水のみテスト（p.24参照）に準ずる．
- 喉頭進入や誤嚥のリスクは改訂水のみテストよりも高いため，重症嚥下障害が疑われる場合は，まず「改訂水のみテスト」を実施する．

● 実施前・中の観察
- 座位での水分摂取で誤嚥の危険性が高いと予想される場合は，本法での評価は避け，嚥下内視鏡検査などの手段を考慮することが望ましい．
- 使用する水分量が多いため，水分を摂取する場面からしっかり観察する必要がある．
- 一度に30mLの水分を取り込めなかったり，取り込んだ水分を口角からこぼすことがあれば，正確な評価はできなくなる．
- むせた場合は，そのままにせずに呼吸状態・バイタルサインを確認し，注意深く観察する．記録にも残し，問題となった場合は他の関係スタッフへも直接伝える．

● 姿勢
- コップで飲む際は，頸部伸展位となりやすく，誤嚥につながるため，誤嚥のリスクが高い場合は，飲み方の工夫やコップの工夫などが必要となる．（3-3・4）

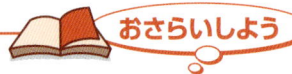

ここに気をつけよう

患者によってはより感度をあげるため，あえて普通のコップで飲んでもらうこともある．

● 評価
- とろみをつける，頸部前屈を強める，息こらえ嚥下，頸部回旋（主として右側）などを試して，どうすれば安全に飲めるかを評価することも大切である．（3-5）

おさらいしよう

解剖学的に左の食道入口部に食塊をとおすほうが嚥下に有利であることが多い．そのため，左に食塊を送り込みやすくする目的で頸部を右に回旋させる姿勢をとる．

1 スクリーニング検査実施時のリスクマネジメント

4 食物テスト（food test） DVD▶⑤

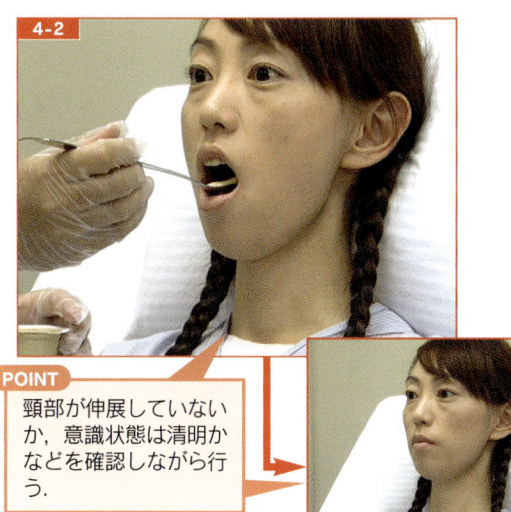

4-1

テストフード（ヘルシーフード）：内視鏡下で咽頭残留などが観察しやすいように色がついている．現在は販売していないため，各検査者が物性の異なる食物を用意する．

液状食品　粥　プリン

4-2

POINT
頸部が伸展していないか，意識状態は清明かなどを確認しながら行う．

表1　食物テストの評価基準

判定不能	口から出す，無反応
1	嚥下なし，むせるand/or呼吸切迫
2	嚥下あり，呼吸切迫など
3	嚥下あり，呼吸良好，むせるand/or湿性嗄声and/or口腔内残留中等度
4	嚥下あり，むせない，呼吸良好，口腔残留あり，追加嚥下で残留消失
5	嚥下あり，むせない，呼吸良好，口腔残留なし

※自然に行われた追加嚥下は1回の嚥下とする．

【目的】
- 嚥下評価を行う際のスクリーニングとして行う．
- 摂食・嚥下障害の有無に加え，食形態の段階を考慮する指標の一つとなりうる．

【対象】
- 比較的軽症の摂食・嚥下障害が疑われる患者．

【必要物品】
- テストフード（プリン，粥，液状食品），スプーン，内視鏡．

【方法】
① 口腔内が清潔で乾燥していないことを確認する．
② プリンはあらかじめ潰した状態でテストを行う．（4-1）
- 付属スプーン一杯（約4g）のプリン，粥，液状食品を順番に，閉口しながら舌背前方に取り込んでもらう．（4-2）
- 舌背を中心に口腔内を観察する．
③ 取り込み後の状態について，嚥下回数やむせの有無，呼吸の変化などをフローチャート（図1）にしたがって評価する．
④ 最も悪い嚥下活動を評価する．
- 評価基準（表1）で4以上なら繰り返して行い（最大1回〈合計2回〉），最も悪い場合を評価する（食物物性や体位を工夫した場合の評価も必要）．
⑤ 評価基準3以下の場合は，パルスオキシメータや頸部聴診による再検査とともに，嚥下造影検査の適応について検討する．
⑥ 咽頭期の診断では，内視鏡で咽頭残留を観察する．

【リスクマネジメントの実際】
- 水のみテスト（p.25参照）に準ずる．
- ● 環境を整える
- 誤嚥のリスクも考慮して，吸引が可能な環境で実施することが望ましい．
- ● 実施前の観察
- 口腔内の観察ができるかどうか，事前に評価し

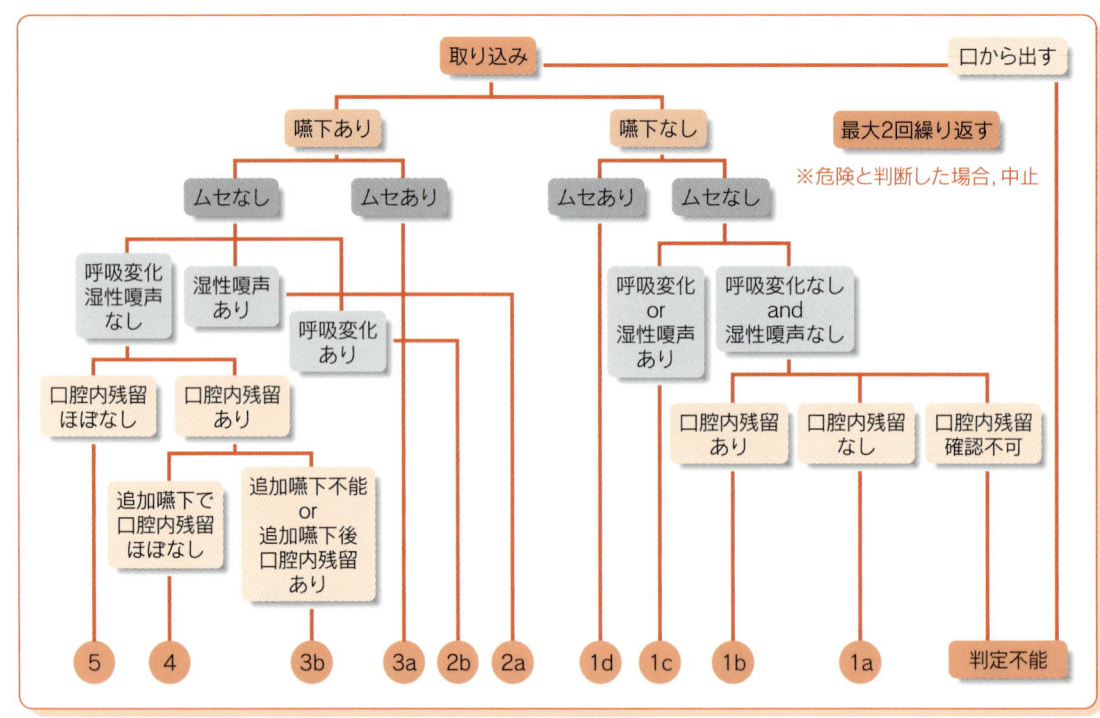

図1 取り込み後の評価のためのフローチャート（準備期・口腔期）

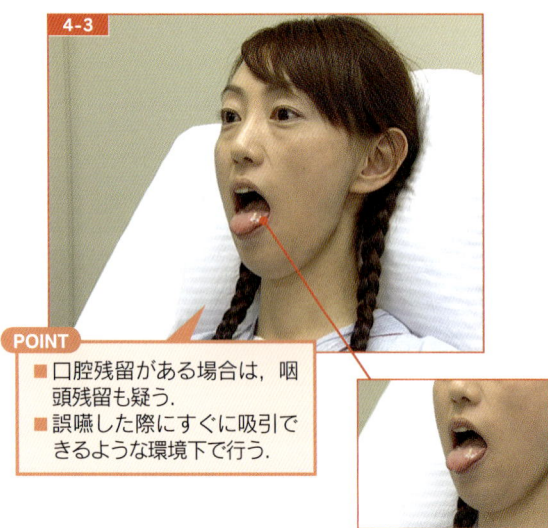

POINT
- 口腔残留がある場合は，咽頭残留も疑う．
- 誤嚥した際にすぐに吸引できるような環境下で行う．

ておく．
- 患者には嚥下後に口腔内を観察することを伝えておく．
- 口腔内残留がある場合は，高率に咽頭残留が疑われる（約70％）．(4-3)
- 指示入力が困難な場合や，開口制限がある場合などは観察が制限される．
・この場合は，他のスクリーニング方法やVE，VFなどの精査を行う．

● **実施中の観察**
- パルスオキシメータでのモニタリングなどを適宜実施する．
・SpO_2が90％以下，または初期値より3％以上低下した場合は中止する．

● **姿勢**
- 食塊を送り込む際は，頸部伸展となりやすいので姿勢に注意する．

5 着色水テスト（blue dye test）

【目的】
- 気管切開患者に対する誤嚥のスクリーニングとして行う．

【対象】
- 気管切開患者で摂食・嚥下障害が疑われる者．

【必要物品】
- 着色水（メチレンブルー，トレパンブルーなど）．
- ピオクタニンなどで代用する場合もある．

【方法】
① 着色水を口腔内に取り込む．
② 2～3分以内に気管切開孔から色素が出れば異常と判定する．

【リスクマネジメントの実際】

● **カフ付きカニューレでの評価**
- カフを膨らました状態かどうか確認する．カフを膨らませた状態であれば，カフ上の側管から色素が吸引されれば異常と判断できる．

● **カフを膨らませても誤嚥防止にはならない**
- 過度に膨らませると気管壁阻血による損傷にもつながるので注意する．

6 着色水テスト（内視鏡による評価）

【目的】
- 嚥下状態を評価するために行う．

【対象】
- 摂食・嚥下障害が疑われる患者（耳鼻咽喉科領域の評価で使われる）．

【必要物品】
- 着色水（メチレンブルー，トレパンブルーなど），内視鏡検査に必要な物品一式．

【方法】
① 着色水を口腔内に保持するように指示する．
② 口腔内保持を指示した状況で咽頭への流入の有無を観察する．
- 咽頭への流入があれば，口腔の食塊保持能力低下を疑う．
③ 口腔内に保持した着色水を嚥下するように指示する．
④ 嚥下時に着色水が喉頭蓋谷や梨状窩へ流入しているかを観察する．
- 流入があれば，嚥下反射の惹起遅延を疑う．
⑤ 嚥下運動終了後に着色水の残留を認めた場合は，咽頭残留ありと判断する．
- その際は，残留感の自覚の確認や複数回嚥下での除去の状態を評価する．
⑥ 喉頭内への着色水の流入を評価する．
- 声門上でとどまれば喉頭侵入，声門下であれば誤嚥と判断する．

【リスクマネジメントの実際】
- 食物テスト（p.27参照）に準ずる．

Column

水の誤嚥について

アメリカのFrazier Rehabilitation Instituteでは，水は誤嚥しても比較的安全であるとされ，軽度な嚥下障害患者には自由に水の経口摂取を許可しています．これはfree water protocol*として知られていますが，本邦ではほとんど行われていません．筆者は水のみテストにおける誤嚥はそれほど危険ではないであろうと考えています．

* free water protocol：http://www.jhsmh.org/carecenters/re_sp_waterpro.asp

2 摂食・嚥下機能検査実施時のリスクマネジメント

スクリーニング検査だけでは，経口摂取時の安全な摂食条件設定が困難である場合，嚥下造影検査（VF），嚥下内視鏡検査（VE）が行われる．これらの検査では，誤嚥や残留の有無の評価だけでなく，安全かつ最良の摂食条件を設定することも目的として行われる．

検査自体の情報量が多く，その後の治療（訓練）に有効である反面，いずれも食品（または擬似食品）を使用するため，誤嚥のリスクを伴う．また内視鏡挿入による侵襲やX線被曝の問題を熟慮して，最短で最良の結果を出すことへの留意も必要である．ここでは，検査場面での手技やリスクについて解説するが，実際の様子は，付属のDVDを参照していただきたい．

1 嚥下造影検査（VF：videofluoroscopic examination of swallowing） DVD▶❻

【目的】
- 症状と病態の関係を明らかにする．
- 食物・体位・摂食方法などの調節により適切な摂食・嚥下リハビリテーションを実施する．

【対象】
- 摂食・嚥下障害が疑われる，または摂食・嚥下障害を認める患者．

【必要物品】
1）模擬食品の準備
- バリウムゼラチンゼリー：硫酸バリウム50g，水100mL，ゼラチン2g，砂糖20g．
- バリウム寒天ゼリー：硫酸バリウム50g，水100mL，粉寒天1.5g，砂糖20g．
- 希釈硫酸バリウム液：40％前後に希釈することで，水や汁物と同等の粘度となる．
- 増粘剤加希釈硫酸バリウム液：40％希釈硫酸バリウム液に増粘剤（トロミクリア®など）を用い，濃いめのとろみ（はちみつ状），薄めのとろみ（ポタージュ状）に調整して使用する．
- 他にバリウムクッキー，バリウム蒸しパンなどがある．必要時に適宜使用する．

2）機器の準備
- 吸引器，パルスオキシメータ，聴診器，Kスプーン，カレースプーン，紙コップ，ペンライト，ティッシュペーパー，ゴム手袋，注射器（ディスポーザブル），バルーンカテーテル（12Fr），経鼻胃管チューブ（8〜12Fr），ストローなど．

【方法】
① 体位は食事をする姿勢（角度）で行う（**図1**）．
- 長期間摂食していなかったり，高度の摂食・嚥下障害が存在する場合には，30°仰臥位での頸

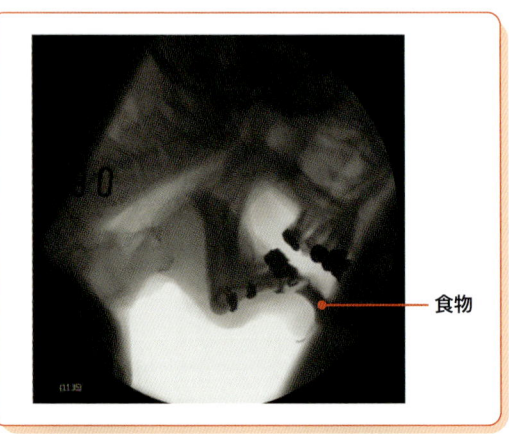

図1 嚥下造影検査例 DVD▶❼
DVD▶❼では，食物を口腔内にどうしても取り込めない様子がわかる．VFでは，問題点がその場でわかるため，どうすればうまく取り込めるのかすぐに検討できる．

2 摂食・嚥下機能検査実施時のリスクマネジメント

部前屈位から開始する．
- その後，検査結果に準じて，体幹角度を上げ（30→45→60→90°），頸部フリーに近づける．
② 治療的VF：誤嚥や残留がある場合には，そのままにせず体幹・頸部前屈の角度調整，息こらえ嚥下，食物形態・一口量の調整，頸部回旋，複数回嚥下，交互嚥下などを組み合わせて実施し，減少させる．

> **ここがポイント**
> - 検査時は，医師，言語聴覚士以外に歯科医師，歯科衛生士，嚥下専門看護師などのスタッフも同席のうえ実施するとよい．
> - 患者の家族にも同席してもらうとよい．どういう異常が生じているのかを把握してもらえるだけでなく，患者の不安の軽減にもつながる．

③ 記録方法：検査中に言語聴覚士が所見用紙に記載し，検査後に医師が記録用紙に記載する．
- 動画をビデオテープやDVDなどに保存し，検査後のカンファレンスなどで見直すことによって，検査場面での見落としの予防や，検査場面に参加しなかった他の関連職種との情報共有にも有効となる．
④ 検査の中止基準として，1）大量の誤嚥，2）誤嚥物の咳による排泄不良，3）呼吸状態の変化，4）その他，検査医の判断（全身状態や認知症状の変化により検査の続行が困難など）があげられる．

※詳細は文献1）を参照のこと．

【判定】
- 誤嚥の有無の判定だけでなく，いかに安全であるか，かつ食品の形態や摂取時の姿勢など本人の嗜好に配慮できる条件を設定できるかがポイントとなる（best swallow）．
- 評価は咽頭期だけでなく，口腔期や食道期の一連の流れを適確に捉えることが重要である．
- 検査結果は絶対的なものではない．結果を参考にしつつ，日々の臨床所見をみながら段階的に摂食・嚥下訓練を行うことが望ましい．

【リスクマネジメントの実際】
● **ゆとりをもった時間設定**
- ルーチンの検査であっても，体位の設定，検査場面での条件設定（側面像での食形態を変えての評価，正面像での咽頭通過側評価や食道期の評価など）を考慮すると，30分程度の評価時間が必要となる．

● **移乗時の転倒予防**
- 患者の状況を理解したうえで実施する必要がある．

● **実施中の観察**
- 検査室は患者にとって慣れない環境である．緊張・不安を和らげるように声かけを適宜行う．
・特に装置が動く場合には，次に何を行うかなどを説明する配慮が必要となる．
- 検査台からの転落予防（座位安定性）．
・姿勢保持に伴う腰痛，疼痛，腓骨神経麻痺（枕やクッションを適宜利用）に注意する．
- 被曝を最小限にする配慮が必要である．

● **評価**
- 複数のスタッフに同席してもらったうえで検査を実施することにより見落としが減る．
- 検査時の誤嚥の適確な評価とすみやかな喀出（吸引，排痰手技など）．
・実施前に胸部X線撮影をしておくと検査中の誤嚥と，胃透視検査などで誤嚥したものの残存などとの比較が可能となる．
- 内視鏡検査と補完し合うことで，唾液誤嚥などを含め，微量の残留・喉頭侵入・誤嚥の評価が可能となり，検査精度が向上する．
- 実施後の記録の見直しも適宜行う．

2 嚥下内視鏡検査（VE：videoendoscopic examination of swallowing）　DVD▶⑧

2-1
- 鼻中隔
- 中鼻甲介
- 中鼻道

POINT
- 鼻中隔などに触れないように静かに挿入していく．
- 画像を見ながら，鼻腔を見失わないよう慎重に進めていく．

中咽頭へ

2-2
- 咽頭後壁
- 軟口蓋

POINT
「ママ…」「パパ…」と発声してもらい，軟口蓋の動きなどを観察する．

咽頭まで挿入したら，摂食時の評価をする．

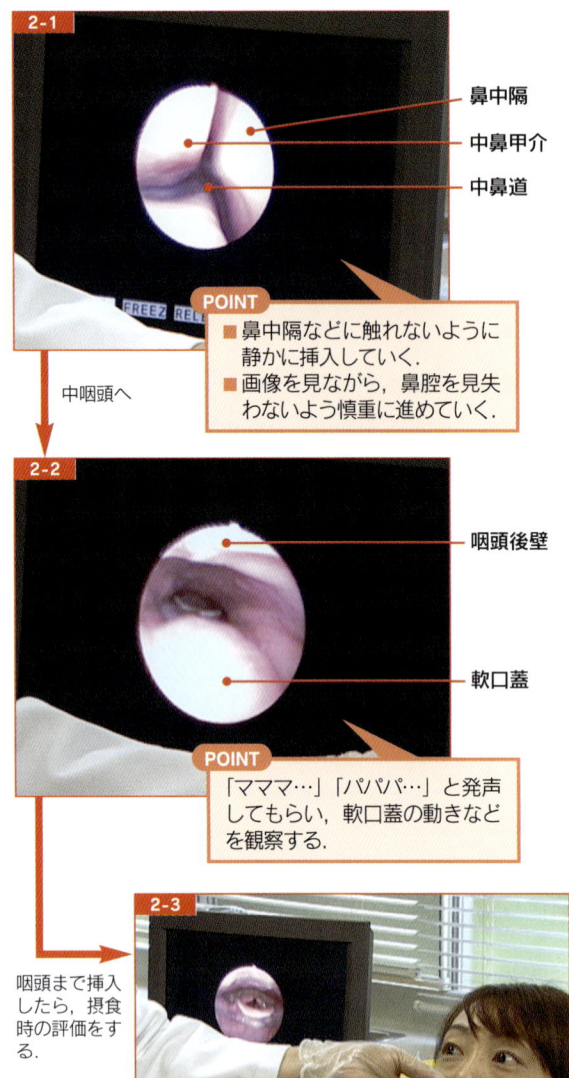

2-3

POINT
- 「イ〜」と発声してもらい残留の有無を確認する．
- 咳をして食物が戻ってくるようなら誤嚥を疑う．

【目的】
- 咽頭期の機能的異常の診断．
- 鼻腔・咽頭〜喉頭の器質的異常の評価．
- 代償的方法，リハビリテーション手技の効果の確認．
- 患者・家族・スタッフへの教育指導．

【対象】
- 摂食・嚥下障害が疑われる，または摂食・嚥下障害が認められる患者．

【必要物品】
- VE システム，テストフード（食物）または実際に評価を必要とする食物，アイスマッサージ棒，Kスプーン，体位設定が必要な場合にリクライニング車いすやギャッジベッド，同意書など．
- 機器管理に必要となる物品：対物レンズ曇り止め，洗浄装置，消毒用薬剤など．

【方法】
① 被験者の体位：リクライニング車いすやギャッジベッドに座ってもらい，頭部は軽く固定する．
② 麻酔：筆者らは原則施行しない．疼痛が強い場合のみキシロカインゼリー（またはスプレー）で鼻腔を表面麻酔する．
③ ファイバー操作：ファイバーを鼻腔より挿入し，下鼻甲介を乗り越えて，中鼻甲介の前面を下に降りるように進めると痛みが少なく，鼻咽頭の観察が容易である．（2-1〜3）
④ 摂食食物：絶食からの摂食開始の場合や，摂食時でない場合は，テストフード（ゼラチンゼリー，プリン，粥，液状食品）を用いる．
- 実際の摂食場面ではテストフードではない食物を用いることが多い．
※詳細は文献2）を参照のこと．

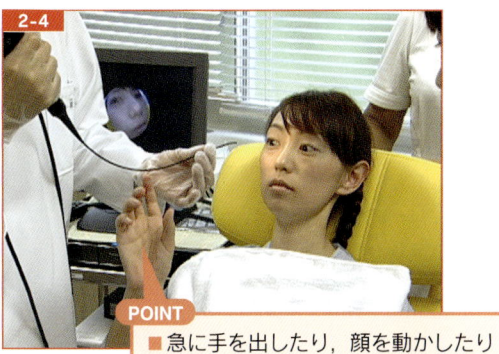

2 摂食・嚥下機能検査実施時のリスクマネジメント

POINT
- 急に手を出したり，顔を動かしたりすることがあるため，その際は介助者に安静を促してもらう．
- 家族に付き添ってもらうと不安の減少につながる．

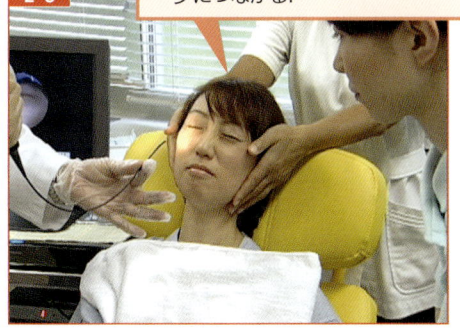

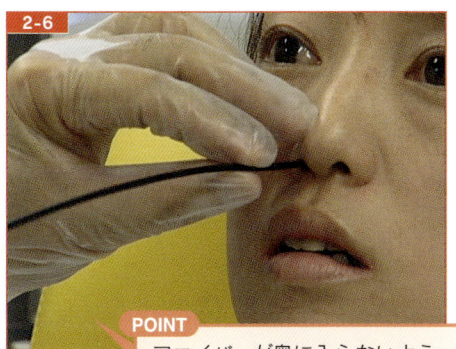

POINT
ファイバーが奥に入らないよう，指で固定しながら慎重に挿入する．

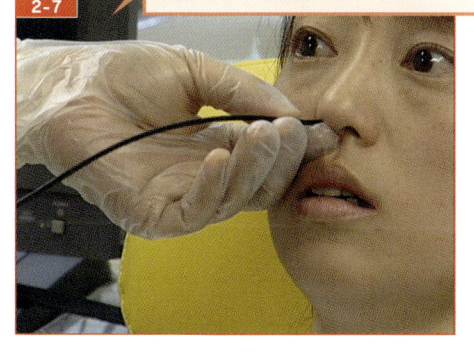

【判定】
- 咽頭・喉頭の観察：中咽頭（軟口蓋の挙上，鼻咽腔閉鎖機能），咽喉頭の粘膜や唾液，食塊の残留の状態，喉頭蓋，披裂，声門（発声，深呼吸，息こらえなどしながら），声門下，梨状窩などを観察する．
- 形態の異常（腫瘍性病変や頸椎変化などによる咽頭後壁の突出など）を評価する．
- 摂食時の評価：①口腔〜咽頭への食塊の送り込み，②white out*の有無，③喉頭侵入・誤嚥の有無，④咽頭残留の有無・程度．
- 結果は評価用紙などに記録として残すことも考慮する．

【リスクマネジメントの実際】

● 実施前の観察
- 十分な説明を行い同意を得ることが望まれる．
- 指示入力困難な患者の場合は，急に手を出したり顔を動かすことで，内視鏡で鼻粘膜を傷つけたり，内視鏡自体を破損させることにもなるため注意が必要である．（2-4・5）
- 麻酔などの使用による影響を考慮し，通常は表面麻酔は実施しないで行う．
・挿入困難例では無理に挿入しない．
- 唾液や痰の貯留が多い場合は，吸引してから実施する．

● 確認ポイントを最小限にする
- 何を確認するかを決めてから実施する．
- 気管内の状態を確認する場合は，鼻腔からの挿入前に実施する．

● 手技
- 挿入時のトラブルを予防するためにも，操作する手とは別の手でファイバーを鼻孔付近で固定するように配置する．（2-6・7）

> **ここがポイント**
> 誤嚥しているかどうか不明なときは，随意的な咳などを適宜実施させて確認するとよい．

---

* white out：嚥下反射時に咽頭腔の収縮により咽頭が閉鎖され，白色画面になる現象．white outがなければ，咽頭収縮が不良と判断される．

2-8

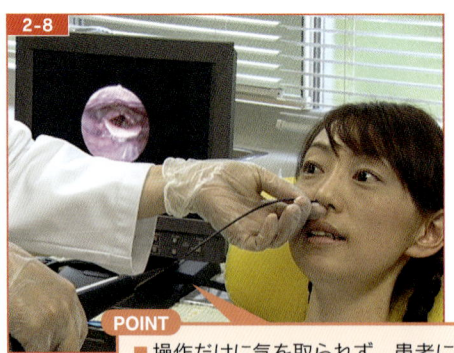

POINT
- 操作だけに気を取られず，患者に苦痛はないか常に意識しながら行う．
- VE実施時は，頸部伸展位になりやすい．特に，摂食時は頸部前屈位となるよう十分注意しながら行う．

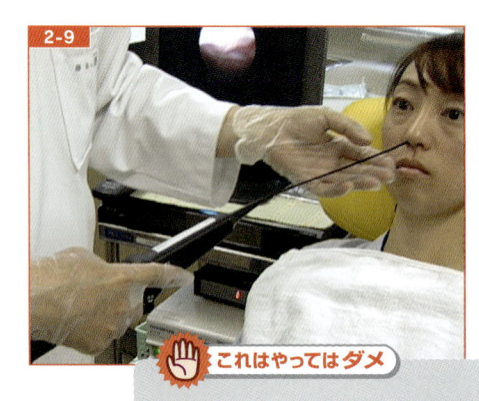

2-9

🖐 **これはやってはダメ**
決してファイバーを持ちながら抜かない．

ここがポイント
- 感染症が明らかな患者に実施する際は，洗浄器を別途準備し，洗浄後はガス滅菌を行う．
- 多くの患者に実施するためには，複数本の内視鏡を準備しておくとよい．
- 複数本の内視鏡を搬送する際は，相互の接触による汚染などに注意する．

- 不用意に喉頭を刺激することで喉頭痙攣などを起こし，気道狭窄の原因となることがある．
- 感覚の鋭敏な部分への接触は，疼痛や不快感の原因となり，適切な評価が困難となるため注意する．（2-8）
- 特に，挿入時の鼻中隔や下・中鼻甲介などは注意して挿入する．
- ファイバーを抜くときは，操作レバーをフリーにして自然に抜く．（2-9）

● **実施後の観察**
- 不用意な体の動きによる鼻咽腔の粘膜損傷やファイバーの破損に注意する．

【機器管理におけるリスクマネジメント】

● **実施前・中の管理**
- 内視鏡のファイバー部は過屈曲や外力により光ファイバーが折れ，画像が劣化し，適切な評価が困難となることがある．そのため，非協力的な患者への施行や落下などには十分注意する．
- 施行前に画像劣化がないかも確認しておく．

● **定期検査**
- 画像記録状態の確認や予備の媒体，さらには定期的な録画媒体の確認と管理も重要である．大半の機材については臨床工学士に定期的な検査などを依頼する．

● **実施後の管理**
- 吸引管付内視鏡では専用機材による洗浄が必要であるが，時間や手間がかかる．吸引管なしの内視鏡では，以下の順序で洗浄を行う．
  ① 物理的な汚染を除去する（中性洗剤などを用いる）．
  ② 鼻咽喉ファイバースコープ洗浄器で薬液（0.55％フタラール液：ディスオーパ®など）に5分間浸す．
  ③ 流水で3分間洗浄する．
  ④ 定期的に全体をガス滅菌する．

文献

1) 日本摂食・嚥下リハビリテーション学会医療検討委員会：嚥下造影の標準的検査法（詳細版）．日摂食嚥下リハ会誌 2004；8：71-86．
2) 日本摂食・嚥下リハビリテーション学会医療検討委員会：嚥下内視鏡検査の標準的手順．日摂食嚥下リハ会誌 2007；11：389-402．
3) 小口和代，才藤栄一，水野雅康ほか：嚥下障害スクリーニング法「反復唾液嚥下テスト」．治療 1998；80（3）：125-128．
4) 石田瞭，向井美惠：新しい検査法．Ⅱ．段階的フードテスト．臨床リハ 2002；11（9）：820-824．
5) 藤島一郎：摂食・嚥下障害の治療・対応に関する総合的研究．分担課題「嚥下障害治療における内視鏡（鼻咽腔喉頭ファイバースコープ）検査　フードテストによる咽頭残留の評価」．平成13年度長寿科学研究分担研究報告書（主任研究者；才藤栄一）．2001．p.43-54．
6) Potts RG, Zaroukian MH, Guerrero PA, et al：Comparison of blue dye visualization and glucose oxidase test strip methods for detecting pulmonary aspiration of enteral feedings in intubated adults. Chest 1993；103（1）：117-121.
7) Thompson-Henry S, Braddock B：The modified Evan's blue dye procedure fails to detect aspiration in the tracheostomized patient：five case reports. Dysphagia 1995；10（3）：172-174.
8) 日本耳鼻咽喉科学会；嚥下障害診療ガイドライン―耳鼻咽喉科外来における対応―2008年度版．金原出版；2008．p.18．
9) Langmore SE編著，藤島一郎監訳：嚥下障害の内視鏡と治療．医歯薬出版；2002．
10) 藤島一郎：目でみる嚥下障害（DVD付）．嚥下内視鏡・嚥下造影の所見を中心として，医歯薬出版；2006．

Column

食事介助では何を観察するか

　食事を介助する際は，① 嚥下反射の惹起の有無とその程度，② むせの有無と咳嗽力，③ 一口量に対して何回嚥下をするか，④ 食物の特徴と嚥下方法の変化，⑤ 声質，⑥ 声かけへの反応，⑦ 嚥下反射までの時間などを観察します．

　食事介助では，実践のなかで工夫を凝らし，その変化を観察しながら，「摂食・嚥下障害の特徴が実際の摂食場面で同じか」，「設定している摂食方法で安全に摂食できるのか」を把握し，「よりよい介助法はないか」，「安全に摂食する方法は何か」について考えながら行うようにするとよいでしょう．

第4章

基礎的嚥下訓練の
リスクマネジメント

　基礎的嚥下訓練は食物を用いない訓練である．したがって，事故などのリスクは低いと考えられがちである．確かに，食物による窒息などを起こす可能性は低いが，水や唾液の誤嚥，使用物品による口腔・咽頭・粘膜の損傷，血圧の上昇など，多くのリスクが存在することを忘れてはならない．目的を明確にしてから方法を考え，リスクを認識したうえで実施することが大切である．

　ここでは，基礎的嚥下訓練の基本的な実施ポイントと，どこにどのようなリスクが存在するか，そのリスクを回避するには何に気をつけて実施すればよいかについて解説していく．動画も参照しながら読み進めていただきたい．

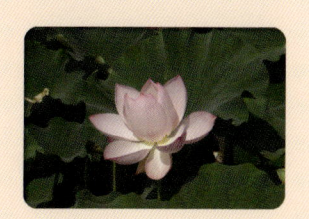

1 のどのアイスマッサージ

DVD▶9

■ のどのアイスマッサージの実施のポイント

【目的】
- 嚥下反射を誘発（惹起）させる．

【対象】
- 嚥下障害の人全般．特に随意的な空嚥下が惹起されにくい人．

【必要物品】
- カット綿（1体あたり7cm×7cm），割り箸，はさみ，水入れ，トレイ，ラップ（ビニール袋）．

【準備】
- 割り箸を1/2の長さに折る．
- カット綿を1/2の厚さにする．
- カット綿を割り箸に巻き，水につける．
- ある程度水をしぼり，形を整えながらラップを敷いたトレイに並べる．
- トレイごとラップで巻いて冷凍庫で凍らせる．

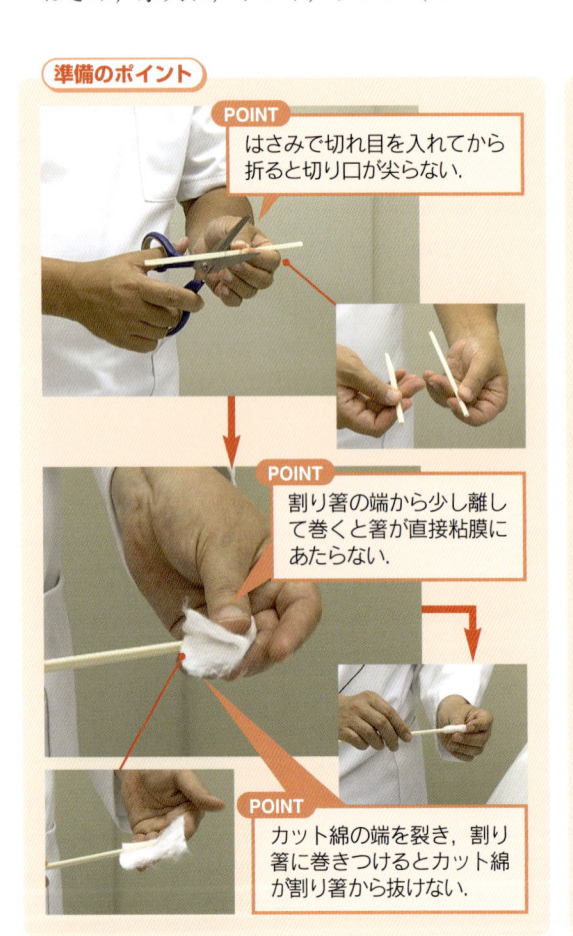

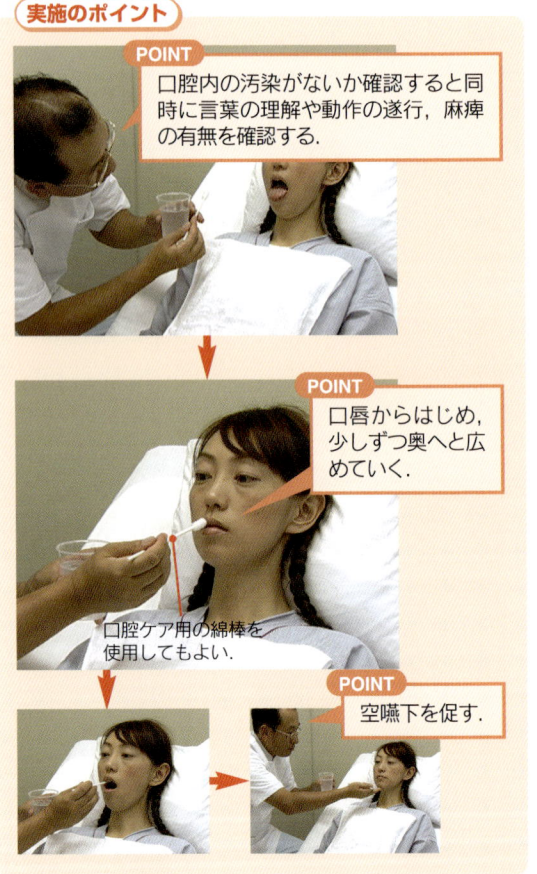

準備のポイント

POINT はさみで切れ目を入れてから折ると切り口が尖らない．

POINT 割り箸の端から少し離して巻くと箸が直接粘膜にあたらない．

POINT カット綿の端を裂き，割り箸に巻きつけるとカット綿が割り箸から抜けない．

実施のポイント

POINT 口腔内の汚染がないか確認すると同時に言葉の理解や動作の遂行，麻痺の有無を確認する．

POINT 口唇からはじめ，少しずつ奥へと広めていく．

口腔ケア用の綿棒を使用してもよい．

POINT 空嚥下を促す．

1 のどのアイスマッサージ

【方法】
① 氷水，アイスマッサージ棒（以下，アイス棒）を用意する．
② 口腔内汚染のないことを確認する．
③ 氷水にアイス棒をつけ，滴り落ちない程度まで水を切る．
④ アイス棒で口唇に触れ，少しずつ舌，軟口蓋へと広めていく．
⑤ 軟口蓋を少し持ち上げ気味に2往復触れる．
⑥ 奥舌を触れる．
⑦ アイス棒を口腔内から出し空嚥下を指示する．
⑧ 指で喉頭の挙上を確認する．
⑨ ③～⑧を数回繰り返す．

■ リスクマネジメントの実際

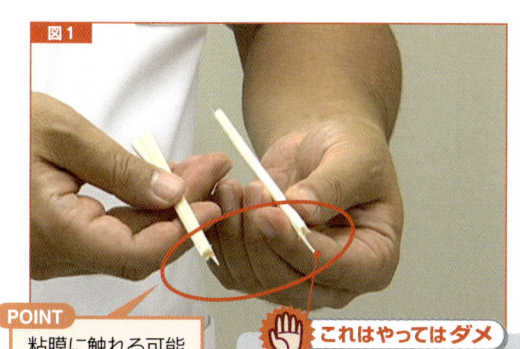

図1

POINT
粘膜に触れる可能性があることを理解しよう．

これはやってはダメ
切れ目を入れずに折ると切り口が尖ったままになる．粘膜にあたると傷つける危険性がある．

折っていない側にカット綿を巻く．

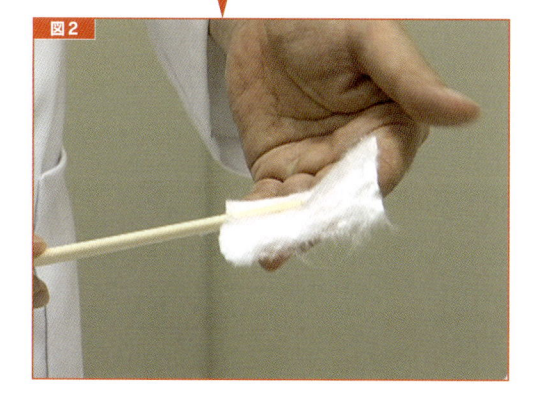

図2

ここに気をつけよう
- 最近では，感染症を考慮し，手袋をしてから実施することが推奨されている．
- アイス棒も感染対策の視点から，自施設で作らずに市販のものを使用する施設が増えてきている．

【準備時のリスクマネジメント】
● **アイス棒の作り方**
- 割り箸ははさみで切れ目を入れてから折る（図1）．
  ・切れ目を入れないと切り口が尖る．
  ・顔や口腔粘膜を傷つける危険性がある．
- 割り箸の折っていない側にカット綿を巻く（図2）．
- カット綿はある程度水を含ませて凍らせる．

P ここがポイント
水をしぼりすぎてから凍らせると，凍らせないで綿を巻きつけたものと同じ状態になるので注意する．

● **アイス棒の管理**
- 凍らせるときはラップ（ビニール袋）で包んで，乾燥を防ぐ．
- 一定期間使わなかったアイス棒は廃棄する．

【実施時のリスクマネジメント】
● **実施前の観察**
- 理解力がどの程度あるか事前に確認する．
- 嚥下反射惹起の程度や異常反射を事前に確認する．
  ・少量の水でも誤嚥する可能性があることを認識する．
  ・水分を誤嚥した場合の喀出力も確認する．
- 口腔内が汚染・乾燥した状態で実施しない．

● **姿勢**
- 頸部伸展位では絶対に行わない．

39

図3
POINT: 頬をマッサージするだけで嚥下反射の惹起が可能ならそれを使ってもよい．

これはやってはダメ
いきなり口腔内の奥を触れない！

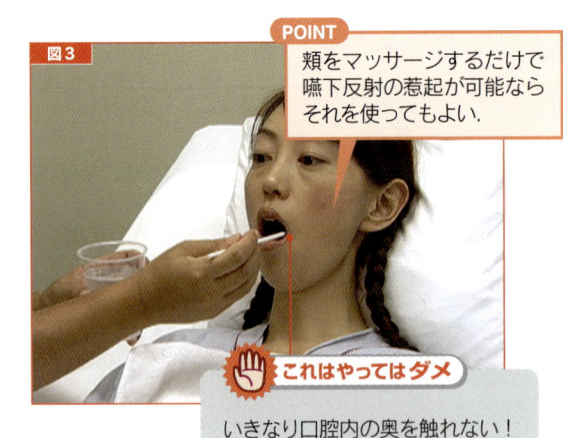

図4
POINT: 綿棒を噛んだら慌てず，開口する方法を考える．

これはやってはダメ
無理やり引き抜こうとしてはダメ！

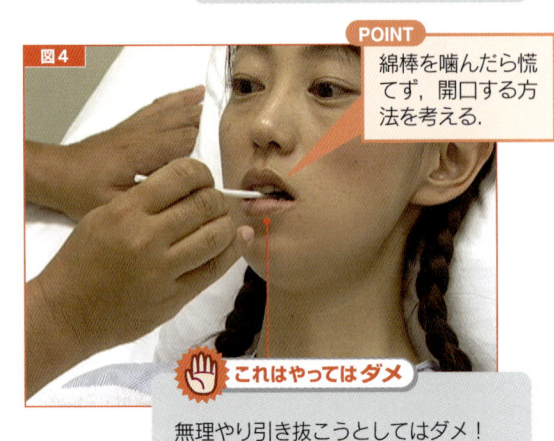

図5
POINT: 綿棒はある程度太いものを使用する．

ポキッ

これはやってはダメ
噛んで折れるような綿棒を使わない！

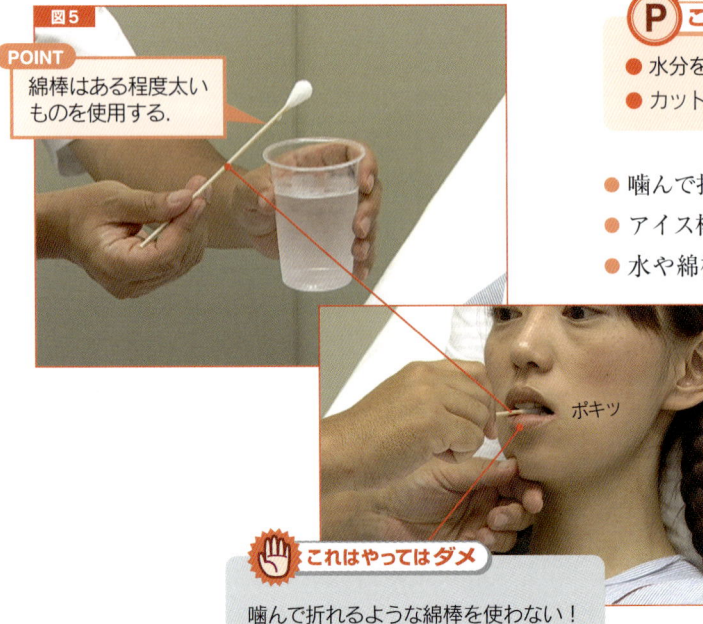

ここがポイント
嚥下しにくい姿勢で行うと水などを誤嚥する可能性がある

- 本人にとって一番嚥下しやすく，誤嚥しにくい姿勢で行う．
- **手技**
- 声かけを行ってから実施する．
- 口唇からはじめて少しずつ口腔内の奥にアイス棒を入れていく（図3）．
・咽頭反射が出現する可能性があるので，いきなり口腔内の奥をアイス棒で触れると危険．
- 空嚥下を喉頭挙上で確認するときに喉頭を圧迫しすぎない．喉頭を圧迫しすぎると嚥下反射が起こりにくい，また咳が出る可能性がある．
- **実施中の観察**
- マッサージを行っているときに噛んだら，引き抜くよりも開口方法を考える（図4）．
・綿の部分が抜ける可能性がある．
- **アイス棒の管理**
- 綿棒に水を含ませただけの状態やアイス棒が溶けた状態で行わない．

ここがポイント
- 水分を誤嚥する危険性がある．
- カット綿が抜ける可能性がある．

- 噛んで折れる綿棒を使わない（図5）．
- アイス棒が汚染されたらすぐに廃棄する．
- 水や綿棒を患者の近くに置きっぱなしにしない．
・患者が飲水する危険がある．
・汚染された綿棒を使用する危険がある．

2 皮膚のアイスマッサージ

DVD▶⑩

■ 皮膚のアイスマッサージの実施のポイント

【目的】
- 唾液を減少させる．

【対象】
- 流涎が多い人．
- 口唇が閉じない人．
- 絶えず唾液でむせている人．
- 仮性球麻痺のある人．
- 顔面神経麻痺のある人．

【必要物品】
- 寒冷刺激器，氷，水，食塩，ビニール袋．

【準備】
- 寒冷刺激器に氷・水・食塩を入れる．
- 寒冷刺激器がない場合は，蓋の大きい缶を代用したり，ビニール袋などに氷を入れて代用する．

【方法】
① 姿勢を整える．
② 寒冷刺激器で，顎下腺・耳下腺などの唾液腺上の皮膚をこする．
③ 1ヵ所につき10〜15秒間マッサージする．
④ 1回5分〜10分を1日3回行う．

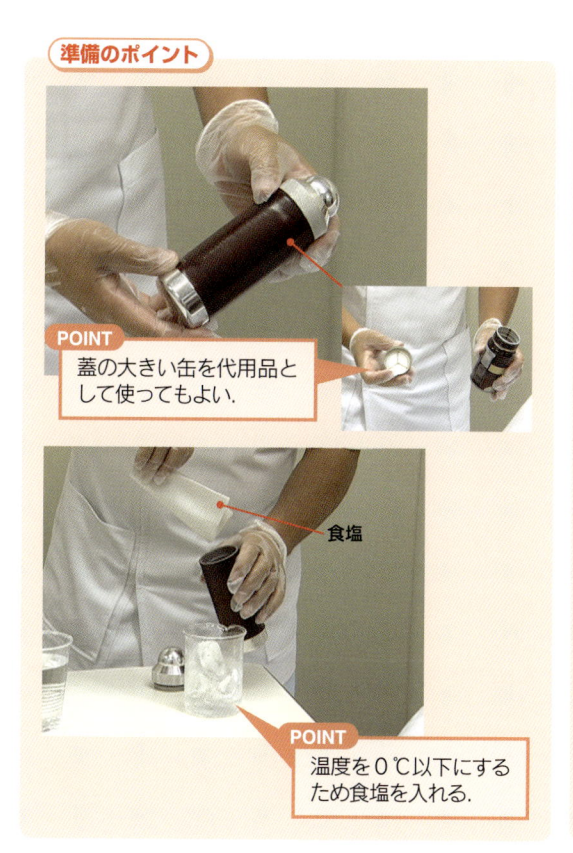

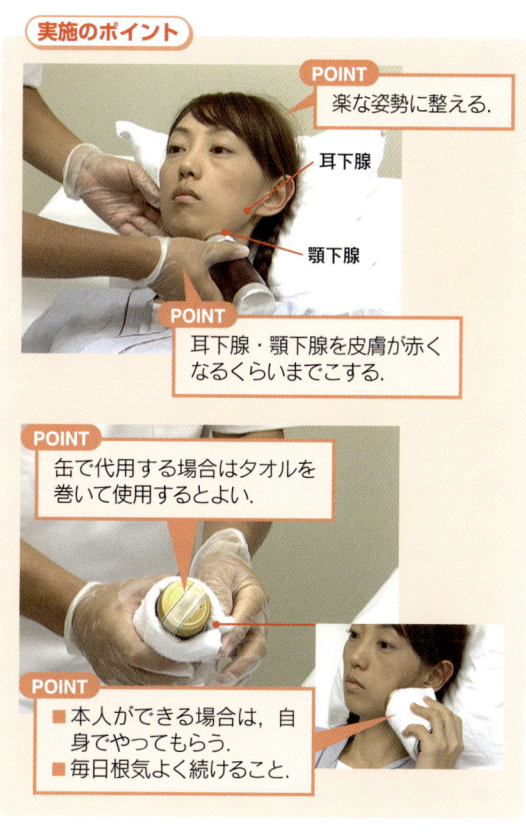

準備のポイント

POINT 蓋の大きい缶を代用品として使ってもよい．

食塩

POINT 温度を0℃以下にするため食塩を入れる．

実施のポイント

POINT 楽な姿勢に整える．

耳下腺
顎下腺

POINT 耳下腺・顎下腺を皮膚が赤くなるくらいまでこする．

POINT 缶で代用する場合はタオルを巻いて使用するとよい．

POINT
- 本人ができる場合は，自身でやってもらう．
- 毎日根気よく続けること．

■ リスクマネジメントの実際

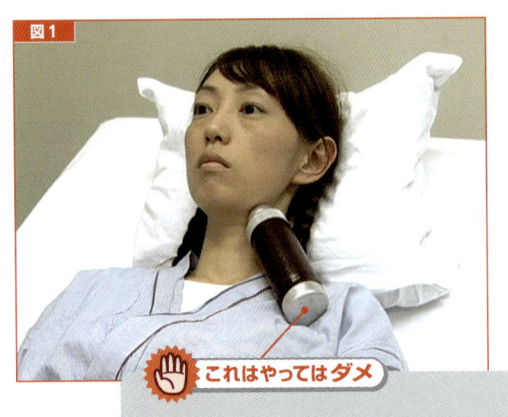

図1

これはやってはダメ
長時間同じ部位に当てたままにしない！

● **実施前の観察・確認**
- 皮膚疾患のないことを確認する．
- 触れる部分を事前に理解しておく．
  - 耳下腺・顎下腺以外の部分を刺激しても効果がない．

● **手技**
- 1ヵ所に長時間当てたままにしない（図1）．
  - 凍傷につながる危険がある．
- 早く動かしすぎない．
  - 適切な時間刺激することにより効果が現れる．

● **実施中の観察**
- 不快感を訴えたら中断する．
  - かなり冷たいので，痛みを訴えたり，筋の緊張が高まる場合がある．がまんできない状態で訓練を続けても，毎日の実施にはつながらない．毎日続けられることが重要である．

Column

うなずき嚥下とは

　うなずき嚥下とは，① 口腔内での食物をうまく送り込みできない人が，頸部伸展をすることによって重力を利用して食物を咽頭に送り込み（健常者でも薬を飲むときにみられますね）その後に頸部を前屈させて嚥下する手法と，② 喉頭蓋谷に食物残留している場合，頸部を伸展することによって咽頭後壁に食物を落とし，さらに頸部前屈して嚥下することによって咽頭残留をなくすという嚥下法のことをさします．

　この場合，食物が梨状窩に到達したら，すぐに頸部前屈にして嚥下することが大切です．本法を用いるときは嚥下反射がすぐに惹起できる必要があります．また，頸部伸展と前屈を行うので，頸部の運動を随意的に行えることが大切です．咽頭に送り込んだタイミングで頸部を前屈するため，運動の協調性も必要です．頸部伸展に際して頸椎症や脊椎管狭窄症がある人は脊髄を損傷する危険があるので要注意です．

　本法の方法や目的を理解して，指示に従える人が対象となります．最初は食物を使わずに練習し，その後誤嚥しにくい食物から始めて難易度の高い食事にすることがうまくいくコツです．頸部伸展位で咽頭に食物を送り込んでいくので，嚥下反射のタイミングがずれたり，頸部前屈にするタイミングがずれたりすると誤嚥の危険性が高いことを理解したうえで実践しましょう．

3 嚥下体操

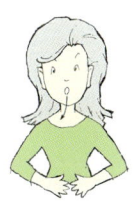

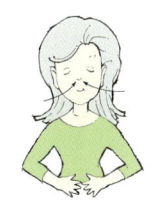

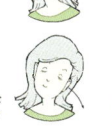

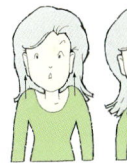

■ 嚥下体操の実施のポイント

【目的】
- 摂食の準備体操．摂食開始直後の誤嚥やむせを軽減する．

【対象】
- 嚥下障害の人全般．

【必要物品】
- パンフレット．

【準備】
- あらかじめリラックスできる姿勢を整える（座位・リクライニング位）．
- パンフレットを用意する．

【方法】
① 座位・リクライニング位を整える．
② 深呼吸→頸部の運動→肩の運動→鼻咽腔閉鎖に関する運動→舌の運動→呼気保持→構音（発音）の練習→深呼吸*．

実施のポイント

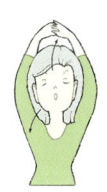

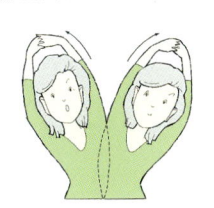

聖隷三方原病院で使用されているパンフレット（一部）

---

* 嚥下体操の詳細は，『動画でわかる 摂食・嚥下リハビリテーション』（中山書店）を参照のこと．

■ リスクマネジメントの実際

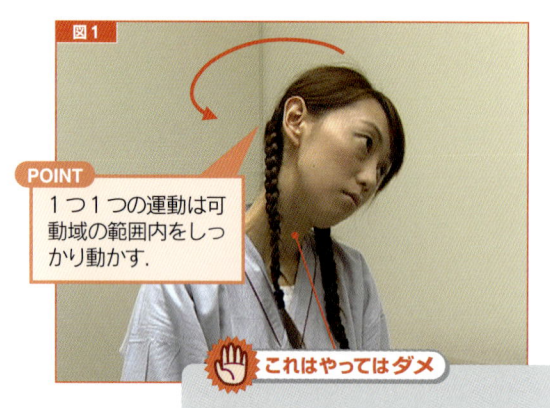

POINT
1つ1つの運動は可動域の範囲内をしっかり動かす．

図1

✋ **これはやってはダメ**
頸椎症のある人には，可動域以上に頸部を回旋させてはいけない！

● 実施前の観察・確認
- 身体機能を把握し，「できること」「できないこと」を確認してから行う．
- 頸椎症のある人に大きく可動域いっぱいに頸部回旋してもらうことは危険である（図1）．必ず主治医に確認してから行う．
- 各項目の目的を知ったうえで行う．
・目的・適応が合っているから効果がある．
- 本人の日々の生活を観察してから行うことが重要である．
- 適度な運動負荷量を個別的に考える．
・運動は，範囲と速さを検討する．

● 実施中の観察
- 本人の訴えを聞いて疲労するまで行わない．
・準備運動であることを忘れない．

● 手技
- 日常，臥位をとっている人をいきなり座位にしない．
・血圧が急激に変動する可能性がある．
- 可動域を考慮して大きく関節を動かさない．

Column

食事介助の実際は

　食事を介助するときのおおまかな手順は，① 嚥下準備（口腔ケア，嚥下体操など）をする，② 適切な摂食姿勢を整える，③ 食事介助です．

　食事介助の実際では，「毎食・毎口同じ方法で行う介助」，「食物の摂取方法・摂食姿勢・一口量が適切かを考えながら行う介助」，「本人の様子を観察しながら行う介助」が重要になります．

　スプーンを使用する場合は，スプーンを上（鼻）方向に向けて引き抜くと，介助されている人が頸部伸展位になりますし，水平に抜いたり，斜めに抜いたりすると介助されている人が食べにくいので注意が必要です．食事介助の途中にむせた場合は，「むせたからよい」ではなく「なぜむせたのか」という理由を考えましょう．専門的意識をもった介助が適切な介助であり，いちばん安全な介助といえます．

4 プッシング法（発声訓練）

DVD▶⑫

■ プッシング法の実施のポイント

【目的】
- 声門閉鎖を強化する．

【対象】
- 気息声の人．
- 声門閉鎖不全の人．
- 反回神経麻痺の人．

【準備】
- 座位で行う場合は椅子にかける．
- 臥位で行う場合は押したり，引いたりするものにする．

【方法】
① 座位・リクライニング位をとる．
② 椅子・壁などを手で押す，または引くと同時に「えい」「あー」などの声を出す．

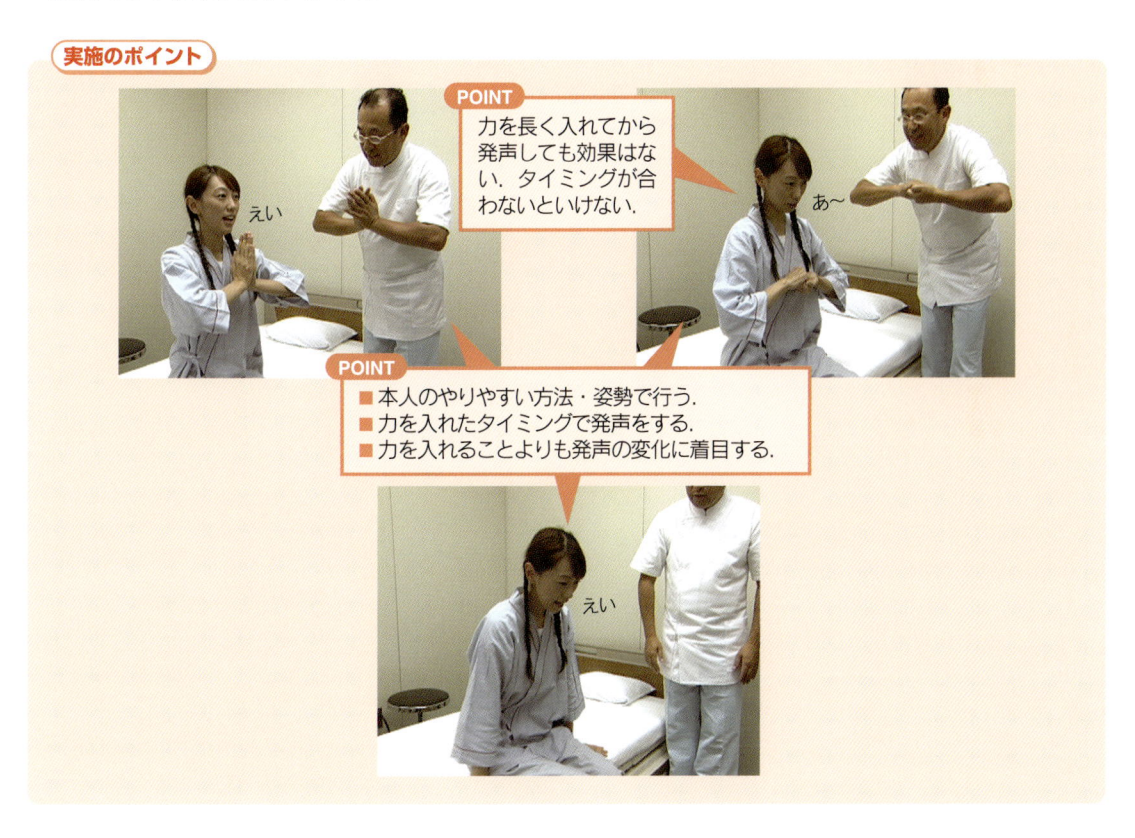

実施のポイント

POINT
力を長く入れてから発声しても効果はない．タイミングが合わないといけない．

POINT
- 本人のやりやすい方法・姿勢で行う．
- 力を入れたタイミングで発声をする．
- 力を入れることよりも発声の変化に着目する．

■ リスクマネジメントの実際

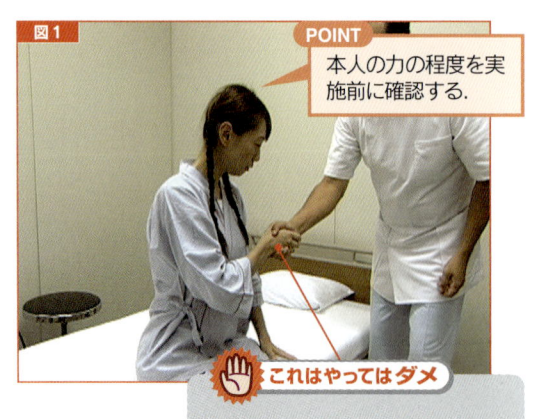

図1

POINT
本人の力の程度を実施前に確認する．

これはやってはダメ
- 急に力をかけさせない！
- 無理な力を入れさせない！

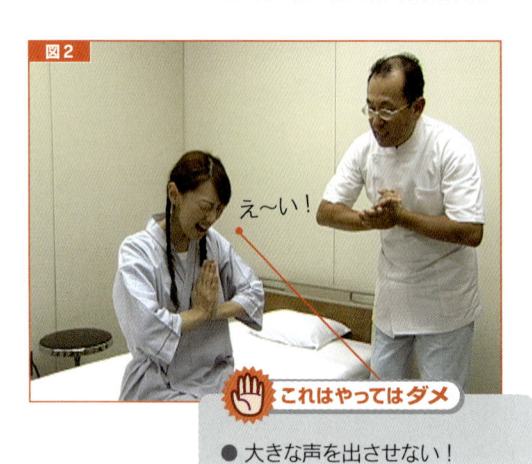

図2

え～い！

これはやってはダメ
- 大きな声を出させない！

● 実施前の観察
- 呼吸機能に問題がないことを確認する．
  - 力を入れると無呼吸になる人がいる．この間，数秒でも呼吸していない状態が続けられることが前提となる．

● 手技
- 急に力をかけさせすぎない（図1）．
  - 血圧が急に変動する可能性がある．
  - 最初に，壁と本人の手の間に手を入れて力の入り具合を把握する．
  - 力の入り具合をフィードバックしながら，「力を入れること」を練習をする．
- 大きな声を出させない（力を入れさせすぎない）（図2）．
  - 目的は声門閉鎖であり，大きな声を出すことではない．
  - 力を入れすぎると血圧が上がったり，声帯を痛めたりする．
- 過喚気にならないように行う．
  - 2～3回行ったら休憩をとる．
  - 顔色や末梢循環を観察する．
- 回数は段階的に上げていく．
  - 改善までにはある程度の期間が必要であることを認識する．

● 評価
- 練習後に声質が変化した場合は，変化の仕方，程度を確認する．
  - 声帯を痛めている可能性がある．
  - 気息声（かすれ声）やがらがら声が強くなる場合は，医師など専門家の意見を聞く．

5 頭部挙上訓練 (head raising exercise) DVD▶⑬

■ 頭部挙上訓練の実施のポイント

【目的】
- 食道入口部を開大させる．
- 前頸筋群の筋力を強化する．

【対象】
- 食道入口部開大不全の人．
- 前頸筋群の筋力低下が認められる人．

【準備】
- 臥位の姿勢をとる．

【方法】
① 仰臥位をとる．
② 頭部のみ挙上し足先を見る．
③ 60秒保持してから頭部を下ろし，60秒休憩する．
④ ②〜③を3回繰り返すのを30回行う（1クール）．
⑤ ④を1日3クール行う．

実施のポイント

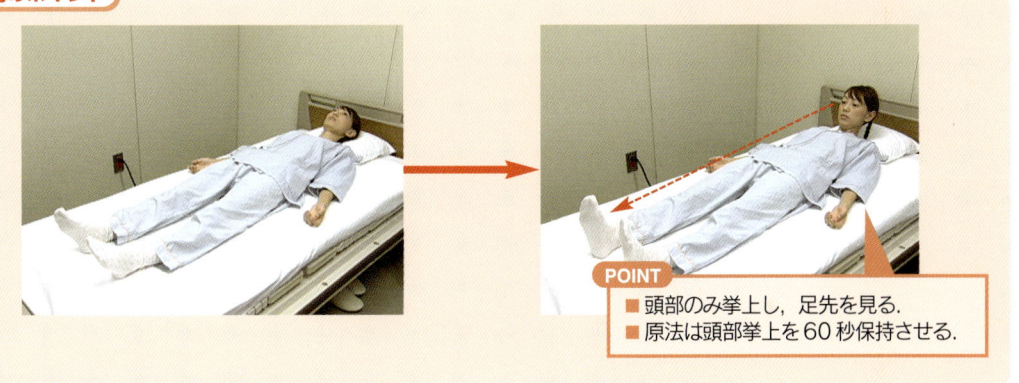

POINT
- 頭部のみ挙上し，足先を見る．
- 原法は頭部挙上を60秒保持させる．

Column

食べていなくても肺炎になるのか？

　食物を摂食していなくても，① 口腔内・咽頭内の細菌を唾液とともに誤嚥する，② 逆流した胃内容物を誤嚥する，③ 気管内の痰などを出せない，④ ウイルス感染，などでも肺炎になりえます．肺炎を起こさないためには，これらの点も確認する必要があります．PEGで経口摂取をしていない人もしばしば肺炎を起こします．

■ リスクマネジメントの実際

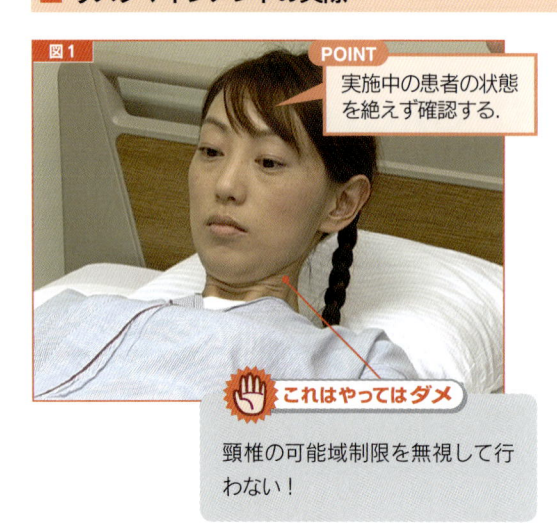

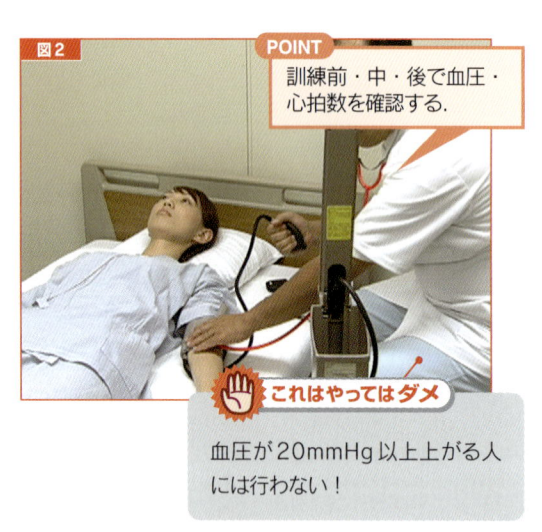

図1
POINT: 実施中の患者の状態を絶えず確認する.

これはやってはダメ: 頸椎の可能域制限を無視して行わない！

● 実施前の観察
- 頸椎疾患の有無を確認する.
- 頭部挙上運動を行っても痛みや痺れが生じない頸椎の可動域を確認する（図1）.
・数日施行してから痛みなどが出る場合もあるので注意する.
- 患者の状態を評価したうえで実施する.
・原法に固執しすぎず，患者の状態に応じて時間や頻度を減らして行う.
・聖隷式修正頭部挙上訓練*などのプロトコールを活用する.

図2
POINT: 訓練前・中・後で血圧・心拍数を確認する.

これはやってはダメ: 血圧が20mmHg以上上がる人には行わない！

● 実施中の観察
- 血圧や心拍数が上昇することがあるので，絶えずバイタルサインを測定しながら行う（図2）.
・様子が変化したら途中でも休憩したり中断したりするなど臨機応変に行う.
- 頸部伸展位にならにようにする.

---

* 聖隷式修正頭部挙上訓練プロトコール：適切な頭部挙上時間や回数を把握することで，無理なく訓練効果を得るのが目的．方法は，まず頭部挙上テストを行い，持続挙上時間，反復挙上回数，そのときのバイタルサインを測定し，最大能力の50～60％，かつバイタルが大きく変動しない範囲，患者の同意を目安に運動量を決めて実施するというもの．

6 バルーン法

■ バルーン法の実施のポイント

【目的】
- 食道入口部の食塊通過を改善する．

【対象】
- 食道入口部開大不全の人．
- 食道入口部の食塊通過不全の人．

【必要物品】
- バルーンカテーテル，空気注入用シリンジ，水，コップ，アイスマッサージ棒．

【準備】
- 準備物品を用意する．
- バルーンカテーテルを冷水につける．
- 血圧，脈拍数，呼吸数を測定する．

【方法：図1】

● **球状バルーンによる間欠的拡張法**
① バルーンを経口にて左または右咽頭側壁から頸部食道に挿入する．
② 挿入後，気管内に挿入されていないか発声などで確認する．
③ ゆっくり決められただけの空気を入れる．
④ ゆっくり引き抜き食道入口部（抵抗のあったところ）で止める．
⑤ 空気を1.2mL抜き5mmくらいバルーンを引き抜いたところで再び空気を入れる．
⑥ ⑤を繰り返して，バルーンが咽頭内に抜けるまで行う．

● **球状バルーンによる引き抜き法**

《単純引き抜き法》
① バルーンを経口にて左または右咽頭側壁から頸部食道に挿入する．
② 挿入後，気管内に挿入されていないか発声などで確認する．
③ ゆっくり決められただけの空気を入れる．
④ ゆっくり引き抜く．

《嚥下同期引き抜き法》
① バルーンを経口にて左または右咽頭側壁から頸部食道に挿入する．
② 挿入後，気管内に挿入されていないか発声などで確認する．
③ ゆっくり決められただけの空気を入れる．
④ ゆっくり抵抗のあるところまで引き抜く．
⑤ 嚥下を促し，喉頭挙上と同時に引き抜く．

● **球状バルーンによるバルーン嚥下法**
① バルーンを経口にて左または右咽頭側壁から食道入口部付近に挿入する．
② 挿入後，ゆっくり決められただけの空気を入れる．
③ 空嚥下を促す．
④ 嚥下と同時にバルーンを食道内に入れる．

● **筒状バルーンによる持続拡張法**
① 筒状バルーンを経口にて左または右咽頭側壁から頸部食道に挿入する．

> **ここがポイント**
> あらかじめ筒状バルーンが食道入口部にあたるように口角からの距離を測っておく．

② 挿入後，気管内に挿入されていないか発声などで確認する．
③ ゆっくり決められただけの空気を入れる．
④ そのまま決められた時間の持続拡張をする．

・球状バルーンによる間欠的拡張法

気管　→　空気を入れる　気管　→　空気を抜いてわずかに上に引き抜き，再び空気を入れる　気管　→　繰り返す　気管

・球状バルーンによる引き抜き法（単純・嚥下同期）

気管　→　空気を入れる　気管　→　引き抜く　気管

・球状バルーンによるバルーン嚥下法

気管　→　空嚥下と同時に食道内に入れる　ゴクン　気管

・筒状バルーンによる持続拡張法

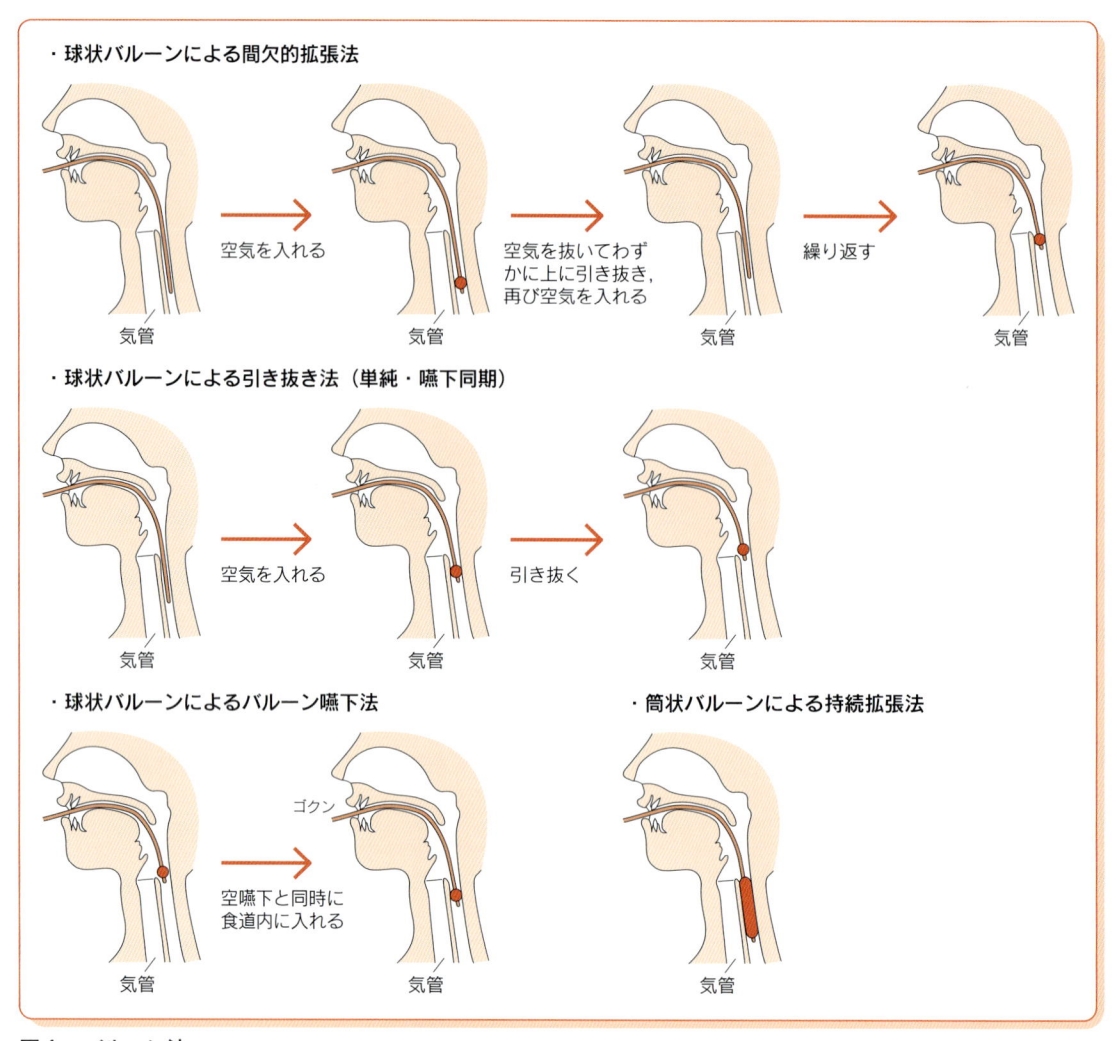

気管

図1　バルーン法

Column

バルーン法のリスク

　一般的には迷走神経反射によるショックが最も予想されるリスクです．次いで粘膜損傷が考えられますが，筆者らの経験ではごくまれにしか生じません．ただし，先日食道入口部の粘膜下に血管腫のある症例を経験しました．事前に内視鏡で診断できたのですが，このような症例もあるので，十分評価して実施する必要があると思います．

6 バルーン法

実施のポイント

【バルーンの挿入】

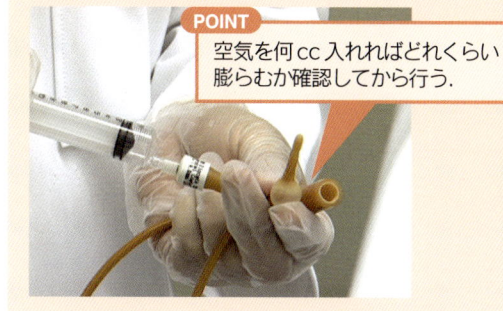

POINT 空気を何cc入れればどれくらい膨らむか確認してから行う．

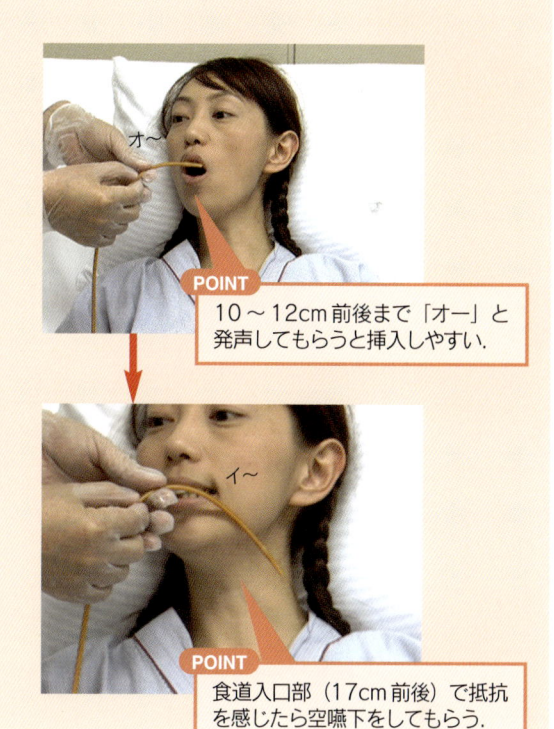

POINT 10～12cm前後まで「オー」と発声してもらうと挿入しやすい．

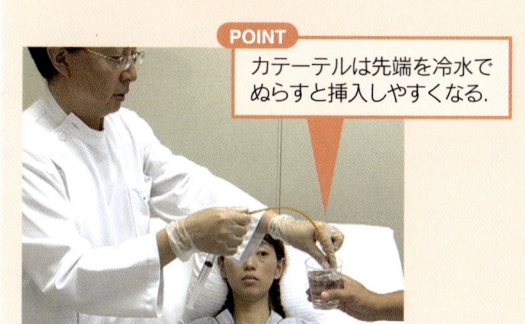

POINT カテーテルは先端を冷水でぬらすと挿入しやすくなる．

POINT 食道入口部（17cm前後）で抵抗を感じたら空嚥下をしてもらう．

【訓練】

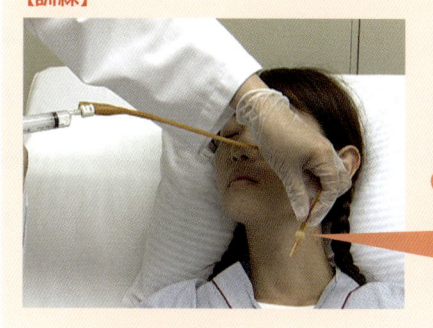

POINT 食道入口部を通過したあとは空気を抜く．おおよそどの程度の長さをあらかじめ知っておく．

Column

年間の窒息件数は？

　年間の窒息による死亡件数は，政府統計の総合窓口（http://www.e-stat.go.jp/SG1/estat/eStatTopPortal.do）「人口動態調査」から閲覧することができ，「不慮の事故の種類別にみた年齢別死亡数」に記されています．

　これによると，2007年には9,142名が窒息で亡くなり，うち「食物の誤嚥」が原因によるものは4,372名であったと報告されています．年齢別では0歳が13名，1～4歳が12名，5～9歳が8名，10～14歳が1名，15～29歳が11名，30～44歳が69名，45～64歳が465名，65～79歳が1,344名，80歳以上が2,449名であったと報告されています．

　窒息の原因には，摂食・嚥下能力の低下や注意力の低下があります．幼児や高齢者は十分注意が必要です．

■ リスクマネジメントの実際

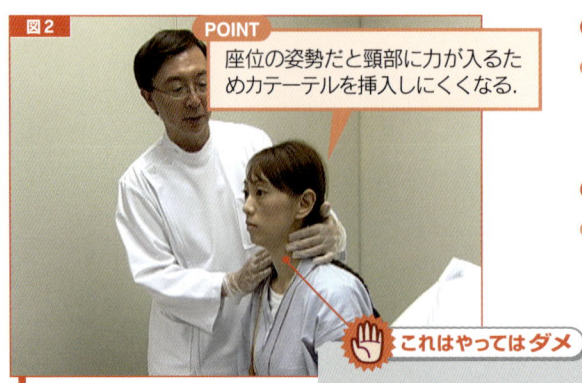

図2
POINT：座位の姿勢だと頸部に力が入るためカテーテルを挿入しにくくなる．

↓ リクライニング位で行う

これはやってはダメ：頸部に力が入った状態では行わない！

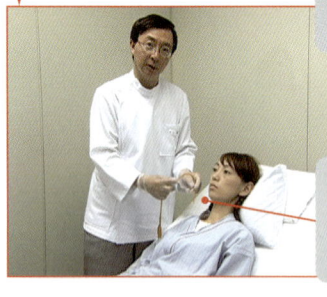

これはやってはダメ：バイタルを測らずに開始しない！

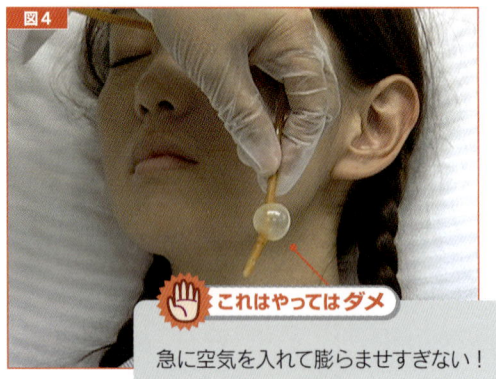

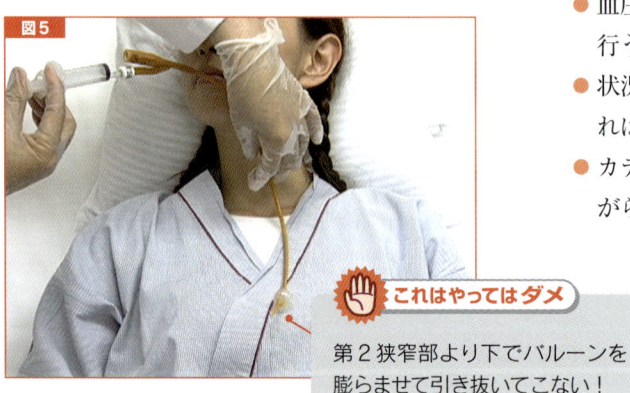

図4
これはやってはダメ：急に空気を入れて膨らませすぎない！

図5
これはやってはダメ：第2狭窄部より下でバルーンを膨らませて引き抜いてこない！

● 実施前の観察
- 無理のない姿勢で行う（図2）．
  - リクライニング位で行うとカテーテルが挿入しやすく，リラックスして実施できる．

● 手技
- バルーン挿入時に左右を間違えない（図3）．
  - 目標としている咽頭側壁から頸部食道にバルーンを挿入する．
- 急に空気を入れない（図4）．
  - バルーンが膨らみすぎて破裂することがある．
  - 決められただけの空気をゆっくり入れる．
- 第二狭窄部付近でバルーンを膨らませない．
  - バルーン法では常に迷走神経反射が起こる可能性がある．
- ゆっくり引き抜く．無理に引かない．
  - 粘膜を傷つける危険性がある．

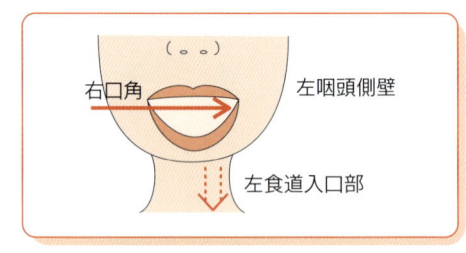

右口角 ─ 左咽頭側壁
左食道入口部

図3　左咽頭側壁から挿入する場合

● 実施中の観察
- 血圧，脈拍などバイタルサインを測定しながら行う．
- 状況を観察しながら実施し，患者に違和感があればすぐに中止する．
- カテーテルが正確に挿入されているか確認しながら行う（図5）．
  - 口から食道入口部までの長さを計測し，カテーテルに記しておく．
  - 挿入後に気管内に挿入されていないか発声などで確認する．

基礎的嚥下訓練のリスクマネジメント

7 嚥下反射促通手技

DVD▶⑮

■ 嚥下反射促通手技の実施のポイント

【目的】
● 嚥下反射を誘発する．

【対象】
● 嚥下反射が誘発されにくい人．
● 嚥下反射が連続して誘発されない人．

【準備】
● 嚥下反射惹起不全の程度を確認しておく．

【方法】
① 摂食姿勢をとる．
② 甲状軟骨の両脇に指をあてる．
③ 下顎下面に向かって指で皮膚を摩擦する．
④ ②・③を繰り返す．
⑤ 空嚥下を促す．

実施のポイント

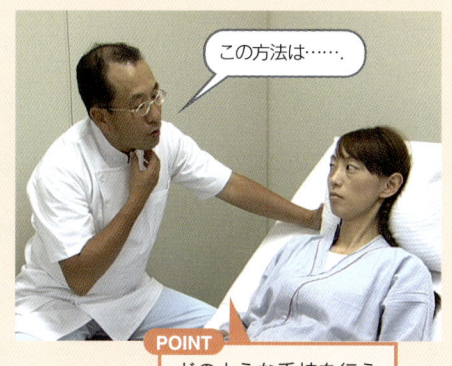

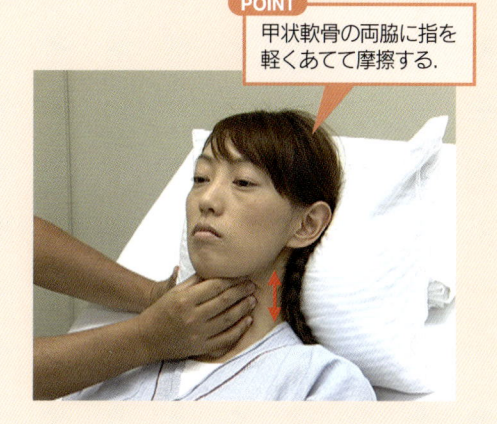

POINT 甲状軟骨の両脇に指を軽くあてて摩擦する．

この方法は……．

POINT どのような手技を行うか事前に説明する．

■ リスクマネジメントの実際

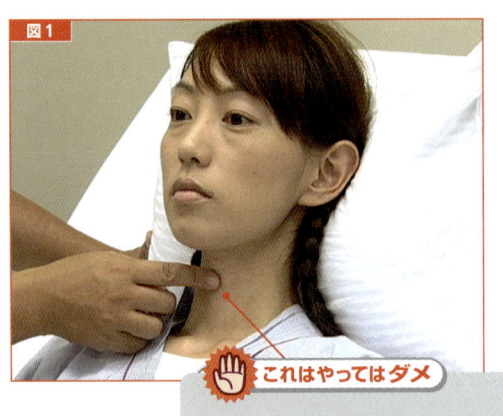

図1

これはやってはダメ
無理に空嚥下をさせない！

図2

これはやってはダメ
甲状軟骨を強く握りしめない！

● 実施前の観察
● 嚥下反射惹起不全の程度を確認しておく（図1）．
・2回以上空嚥下が連続してできるとよいが，無理はしない．
● 姿勢
● 頸部伸展位では行わない．

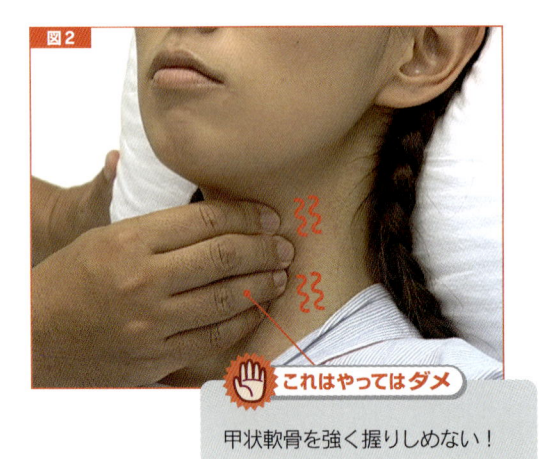

● 手技
● 皮膚には強く触らない（図2）．
・皮膚に強く触ると患者に痛みを与えるだけでなく，嚥下反射を惹起しにくくなる．
・甲状軟骨を強く握り過ぎないようにあらかじめ健常者で練習をする．
● 実施中の観察
● 咳反射が出現したら必ず休憩する．
● 咽頭まで圧迫して，呼吸ができなくなる患者には施行しない．

Column

むせと誤嚥の関係

　食事中に咳をすると，食事介助をしている立場ではたいへん心配になります．むせが誤嚥を示唆する1つの徴候だからです．むせたら必ず誤嚥している人もいますが，むせても誤嚥しているとは限らない人もいます．一方，難しい問題ですが誤嚥していてもむせない人もいます．強い咳嗽ができること自体は大切なことですが，咳が生じる要因を探ることが重要です．

8 メンデルソン法*

■ メンデルソン法の実施のポイント

【目的】
- 喉頭と舌骨を挙上位に保つことで，食道入口部を開大させる．

【対象】
- 食道入口部開大不全の人．
- 球麻痺の人．

【準備】
- 座位またはリクライニング位．

【方法】
- **本人自身が行う場合**
① 姿勢を整える．
② 両側臼歯をしっかりかみしめてもらい，下顎を固定する．
③ 甲状軟骨を数秒間上昇した位置で保つ．
④ リラックスする．

- **介助にて行う場合**
① 姿勢を整える．
② 下顎を固定する．
③ 甲状軟骨を他動的に数秒間上昇した位置で保つ．
④ 介助している手を甲状軟骨から離す．

実施のポイント

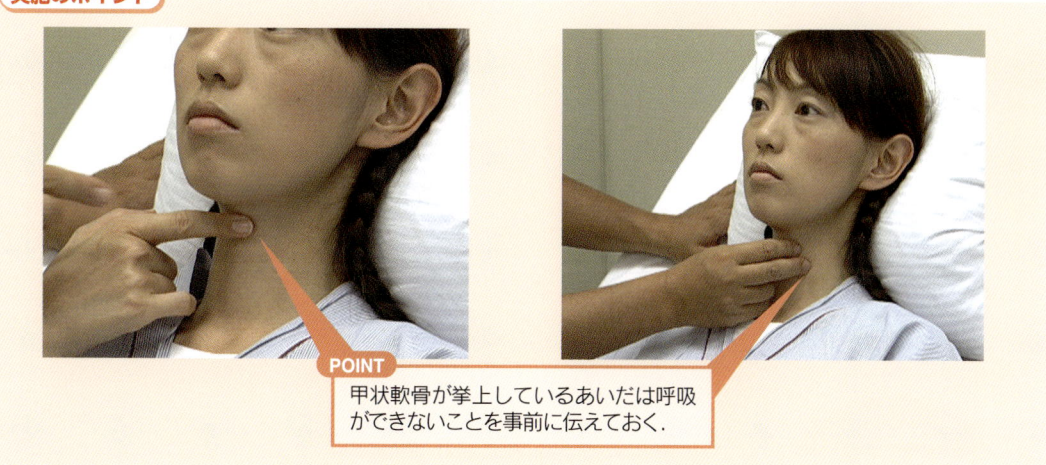

POINT 甲状軟骨が挙上しているあいだは呼吸ができないことを事前に伝えておく．

---

* メンデルソン法：従来はメンデルゾーン法とよばれていたが，メンデルソン法というのが正しい発音である．

■ リスクマネジメントの実際

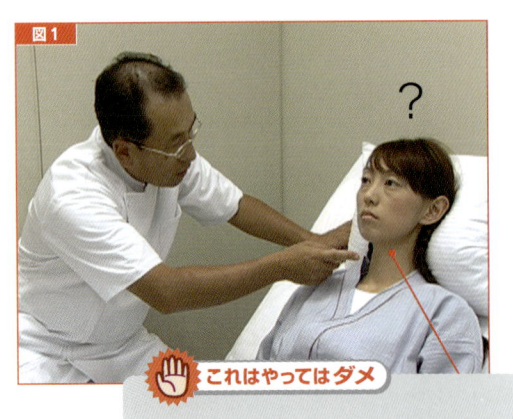

図1

これはやってはダメ
● 本法を理解できない人には行わない！
● 呼吸不全のある人には行わない！

● 実施前の観察
● 本法を理解できない人には行わない（図1）．
・本人の協力なしには実施できない手技である．
・どれくらい呼吸を止めていられるかを事前に確認する．
● 呼吸不全など呼吸を止めていられない人には行わない．
・喉頭が挙上しているあいだは呼吸ができない．

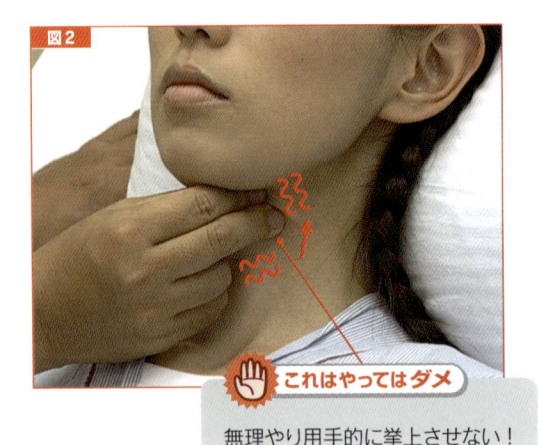

図2

これはやってはダメ
無理やり用手的に挙上させない！

● 手技
● 無理やり喉頭を用手的に挙上させない（図2）．
・喉頭を強く握らないように，訓練者はあらかじめ健常者で練習をしておく．
・喉頭挙上の程度をあらかじめ観察しておく．
● 実施中の観察
● 頸部伸展位となってはならない．
・唾液を誤嚥する可能性がある．

Column

食べる姿勢はみんな一緒？

　一口量や咀嚼，嚥下回数には個人差があります．しかし，姿勢はあまり個人差がないように思います．たとえば，駅で立ち食いそばを食べている人を想像してみてください．全員違う姿勢かといったらそうではありません．皆さん同じような姿勢で食べています．しかし，食べ物や使用している容器が変われば当然姿勢も変わります．摂食・嚥下障害の方がいちばん安全で食べやすい姿勢は個人個人で大きく異なるので注意しましょう．

9 ブローイング訓練

DVD▶⑰

■ ブローイング訓練の実施のポイント

【目的】
- 鼻咽腔閉鎖不全，閉塞性呼吸機能障害，口唇閉鎖不全の改善．

【対象】
- 鼻咽腔閉鎖不全の人．
- 閉塞性呼吸機能障害の人．
- 口唇閉鎖不全の人．

【必要物品】
- コップ，ストロー，水．

【準備】
- コップに水とストローを入れておく．

【方法】
① 姿勢を整える（できれば座位）．
② 息を吸い，ストローをくわえる．
③ コップ*の水をブクブクさせるように息を吐く．

実施のポイント

POINT 事前にティッシュなどで息を吐く練習をしてから行う．

ブクブク

物品の工夫

ペットボトルの側面に穴をあけてストローを入れている

POINT ペットボトルで行うと水をこぼさないでできる．

POINT キャップの開閉により内圧の調整ができる．

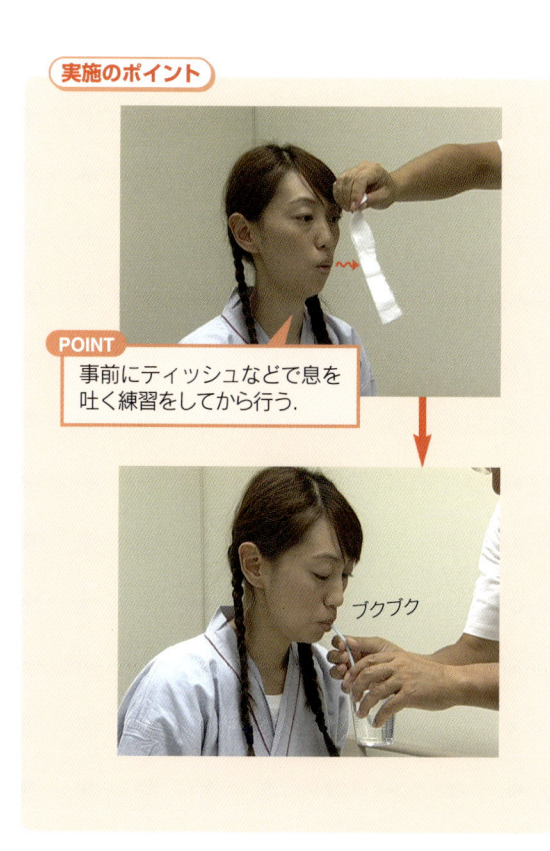

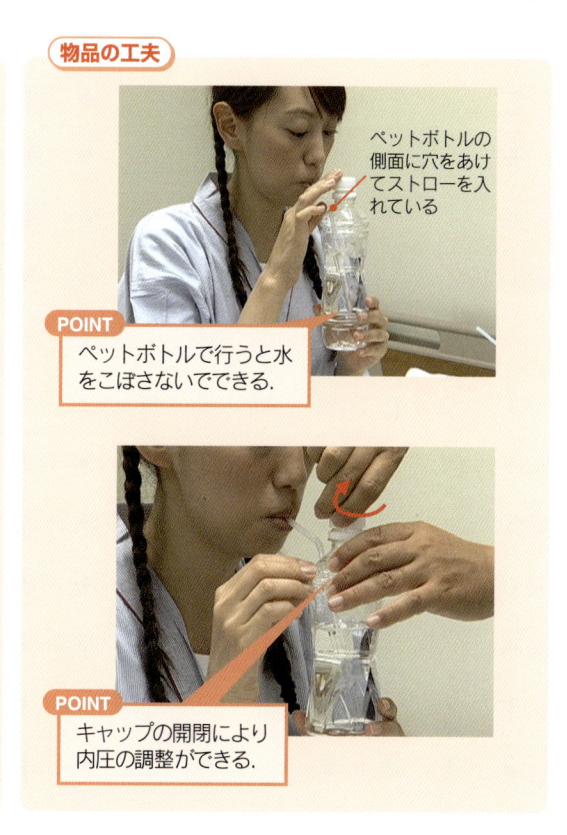

＊ コップではなくペットボトルを使用してもよい．

■ リスクマネジメントの実際

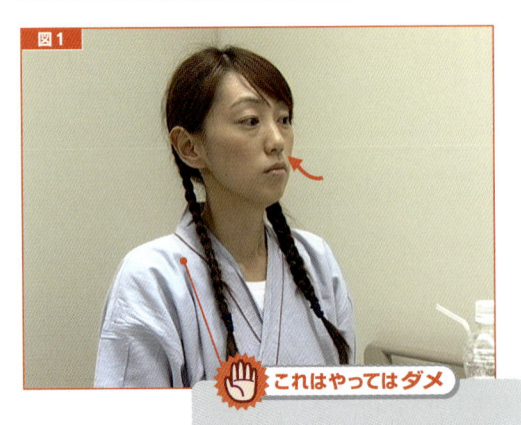

図1

これはやってはダメ
やりすぎると過呼吸になってしまうことがある！

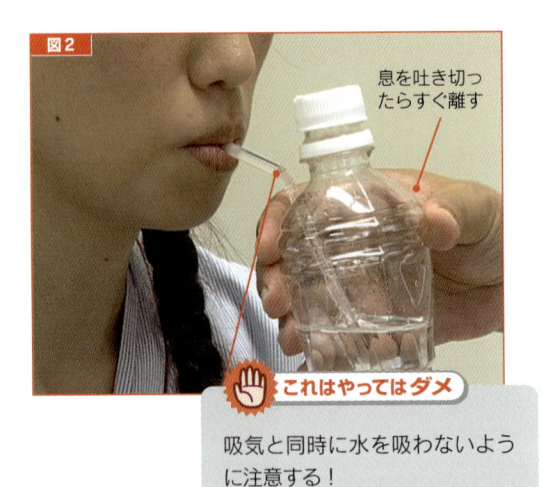

図2
息を吐き切ったらすぐ離す

これはやってはダメ
吸気と同時に水を吸わないように注意する！

● 実施前の観察
- 本法を理解できない人には行わない．
- ・ブローイングの程度を水を使わずに事前に確認する．
- ・ティッシュを顔の前に置いたり，ストローをくわえて，息が出せるか確認する．
- 呼吸の様子を観察する．
- ・呼吸不全のないことを確認する．
- ・顔色，指などの末梢循環を観察する．

● 手技
- 数回行うときは，ある程度の間隔をおく（図1）．
- ・負荷をかけすぎない．
- 息を吐ききったら，すぐにストローを口唇から離す（図2）．
- ・息を吸うと同時に水を飲んでしまうことがある．
- ・水を吸ったときの対応を事前に考慮する（水は必ず誤嚥するのか？ 少量の水なら咽頭に入っても構わないか？ など〈p.26参照〉）

Column

食事摂取（介助）中の会話から何を知るか

　食事介助で重要なのは，摂食しているときのモニタリングとアセスメントです．これがうまくできないと，介助していてもうまく食べられているか不安ですし，場合によってはトラブルにつながってしまうことも考えられます．

　いちばん知りたいことは，誤嚥しているか，咽頭残留があるかどうかです．会話のなかから，声質や呼吸を観察し，摂食前と変化があるかを知ると，うまく摂食できているかある程度推測できます．ただし，むせない誤嚥などもあるため，すべてモニターできるわけではないことも理解してください．また，会話の内容から，言語理解や表出，認知機能のおおよその目安も理解でき，リハビリテーションの遂行に役立ちます．

第5章

摂食訓練の
リスクマネジメント

　摂食訓練は実際の食物を用いた訓練である．窒息や誤嚥などのリスクが絶えず生じる可能性があることを忘れてはならないが，おそれているだけでは前に進むことはできない．患者が実際に食べることができるかどうかは，摂食訓練にかかっているといっても過言ではない．食べながらどんどん改善する人もおり，改善に伴ってリスクも軽減する．毎回の訓練では，確実に方法を理解し，その方法で行うこと，実施に伴うリスクを理解することが重要である．

　ここでは，摂食訓練の基本的な実施ポイントと，どこにどのようなリスクが存在するか，そのリスクを回避するには何に気をつければよいかについて解説していく．動画も参照しながら読み進めていただきたい．

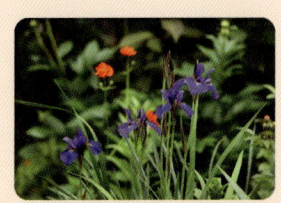

1 摂食時の姿勢

DVD▶⑱

■ 摂食時の姿勢のポイント

【目的】
- 適切な姿勢によって誤嚥・残留を防止する．
- 適切な姿勢によって摂食量を確保する．
- 適切な姿勢によって胃食道逆流，食道内逆流を防止する．

【対象】
- すべての摂食・嚥下障害の人．
- 誤嚥性肺炎の既往のある人．

【方法】
① 口腔期・咽頭期・食道期のどこに問題があるかを確認する．
② 問題を補う姿勢を選択する．
③ 選択した姿勢で摂食する．

実施のポイント

【座位の場合】

POINT 安定した座位をとる．

POINT しっかりと床に足がつくように調整する．

【リクライニング位の場合】

POINT 足元のほうにずれないよう足をあげておくとよい．

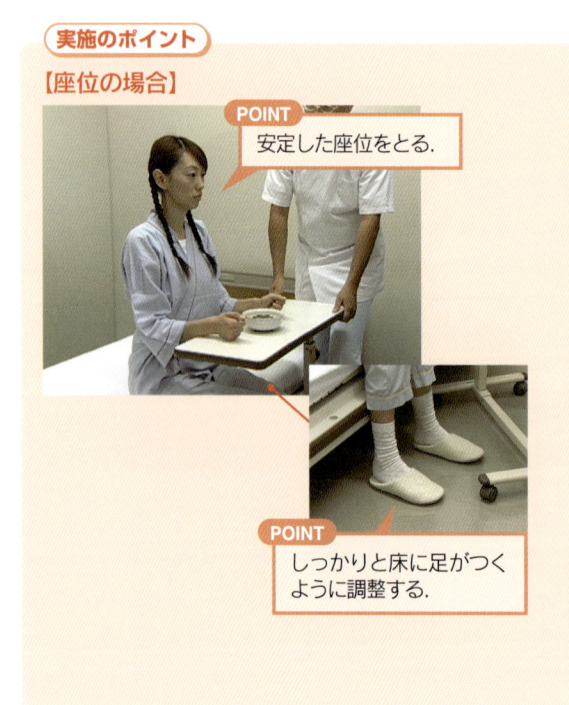

POINT 頸部伸展位にならないように枕をあてて調整する．

1 摂食時の姿勢

■ リスクマネジメントの実際

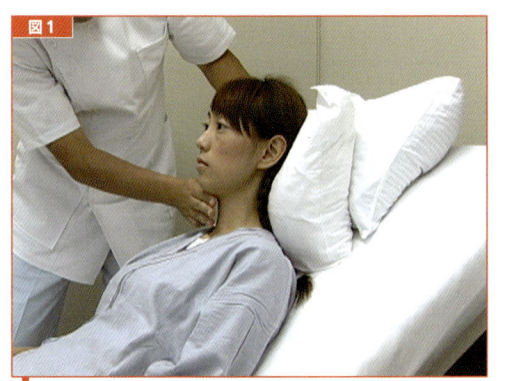

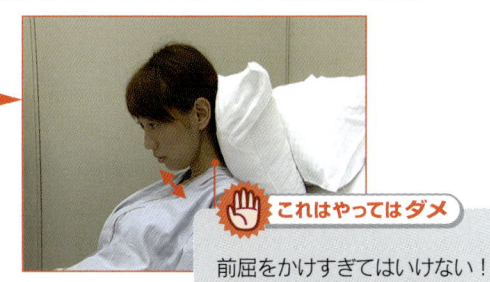

● 姿勢の選択
● 問題を補うという考え方で姿勢を選択する．
　・口からこぼれる→リクライニング位
　・前かがみで頸部伸展位→リクライニング位
　・口腔内の処理低下（送り込めない）→リクライニング位　など
● 平らに寝た状態（完全仰臥位）で摂食させると，摂食に不利である．

● 頸部
● リクライニング位を選択した場合は，必ず頸部前屈にする（図1）．
● 頸部前屈の際に顎を引きすぎない．
● どのような姿勢でも咽頭期に頸部伸展位とならないようにする（図2・3）．

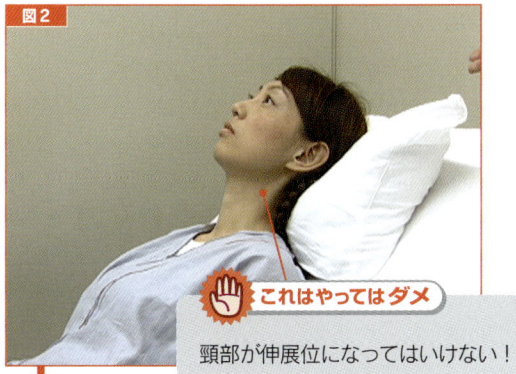

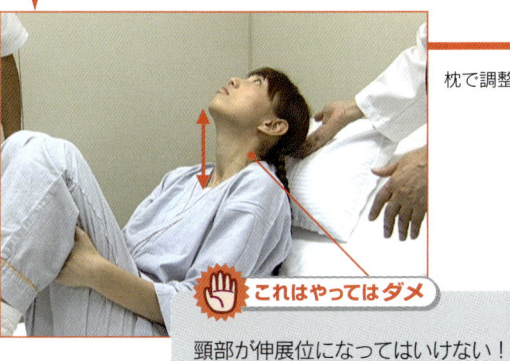

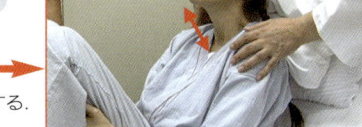

図1
これはやってはダメ
前屈をかけすぎてはいけない！

図2
これはやってはダメ
頸部が伸展位になってはいけない！

円背の場合
これはやってはダメ
頸部が伸展位になってはいけない！

枕で調整する．
それでも伸展位になる場合は側臥位にする．

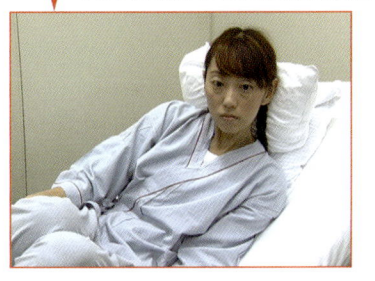

61

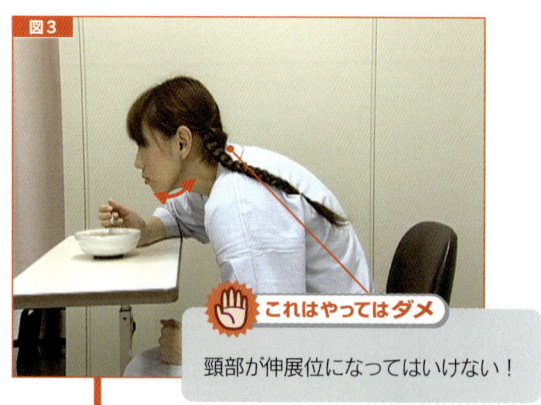

● 摂食前の観察
- 疲労しない姿勢を選択する．
- 座位の場合も安定した姿勢にする（図4）．
- 嚥下機能を考慮し，姿勢と摂取方法を一緒に決定する．
・介助にて摂食する場合は30°程度のリクライニング位で，自力で摂食する場合は，45°以上で行うのが望ましい．

● 食後の姿勢
- 食後すぐに臥位にしない．
・胃食道逆流，食道内逆流を避ける．

図3　これはやってはダメ：頸部が伸展位になってはいけない！
後ろに寄りかかるようにするとよい．

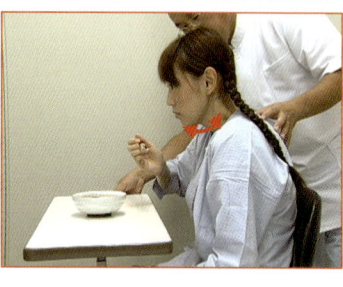

図4 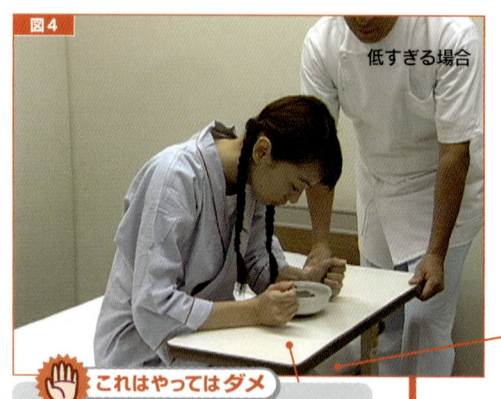　低すぎる場合
これはやってはダメ：テーブルの位置は高すぎても低すぎてもいけない！ 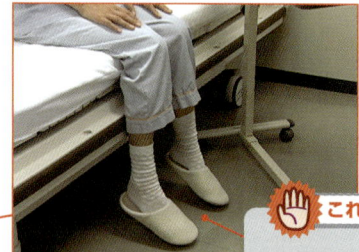
これはやってはダメ：足が床についていないと姿勢が安定しない！
安定した姿勢にする．

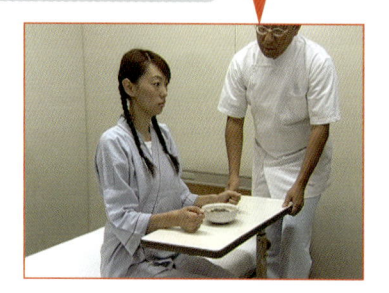

> **おさらいしよう**
>
> 摂食訓練中はリスクマネジメントの方法や万一事故が生じたときの対処方法をあらかじめ考えておくことで，突発的なことにも対応可能となる．どんなことを行ってもリスクは存在するため，各訓練におけるリスクマネジメントの視点を整理することが第一歩である．

2 横向き嚥下（頸部回旋）・一側嚥下

■ 横向き嚥下（頸部回旋）・一側嚥下の実施のポイント

●横向き嚥下（頸部回旋）

【目的】
- 通過しやすい咽頭側に食物を誘導する（嚥下前回旋）．
- 喉頭蓋谷に食物を残留させない（嚥下前回旋）．
- 頸部回旋と反対側の梨状窩の食物残留を減らす（嚥下後回旋）．

【対象】
- 咽頭残留が確認された人．
- 食事中に声が湿性になる人．
- 食事中・後にむせる人．

【方法】

●嚥下前回旋
① 頸部を回旋する（45°）．
② 食物を口に入れる．
③ 嚥下．

●嚥下後回旋
① 食物を口に入れる．
② 嚥下．
③ 頸部を回旋する（45°）．
④ 空嚥下．

●一側嚥下（側臥位と頸部回旋のコンビネーション）

【目的】
- 一側の咽頭のみを食物通過させ，確実に咽頭通過を図る．
- 通過の悪い咽頭側に食物を残留させない．

【対象】
- 左右どちらかの咽頭をまったく食物が通過しない人．
- 球麻痺の人．
- 一側性の咽頭麻痺の人．

【方法】
① 姿勢をリクライニング位にする．
② 通過のよい咽頭側を下に完全側臥位をとる．
③ 肩・腰に枕をあてる．
④ 下にした咽頭側と反対に頸部を回旋する．
⑤ 回旋とともに頸部を前屈にして食物を口に入れる．
⑥ 嚥下．

実施のポイント

【横向き嚥下（嚥下前回旋）】

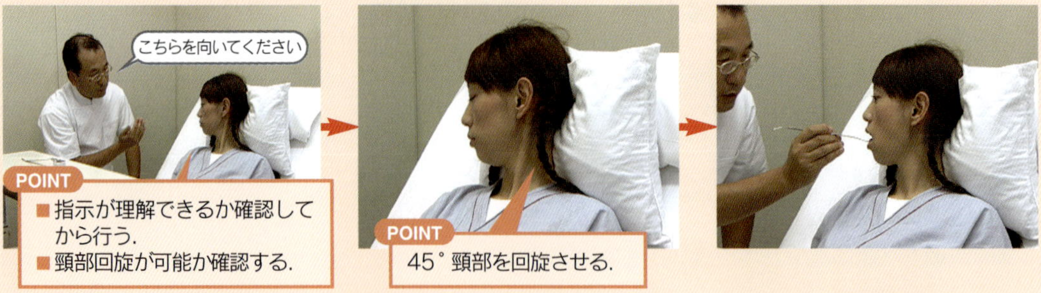

「こちらを向いてください」

POINT
- 指示が理解できるか確認してから行う．
- 頸部回旋が可能か確認する．

POINT 45°頸部を回旋させる．

【横向き嚥下（嚥下後回旋）】

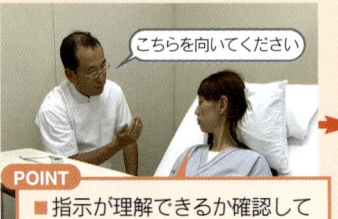

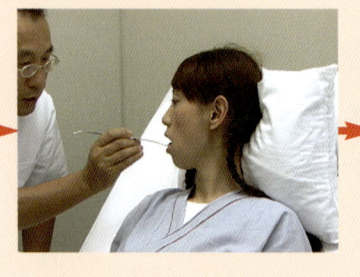

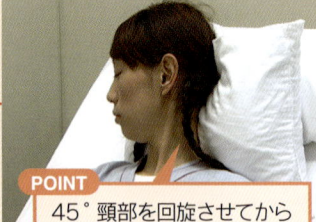

「こちらを向いてください」

POINT
- 指示が理解できるか確認してから行う．
- 頸部回旋が可能か確認する．

POINT 45°頸部を回旋させてから空嚥下を促す．

【一側嚥下】（完全側臥位の場合）

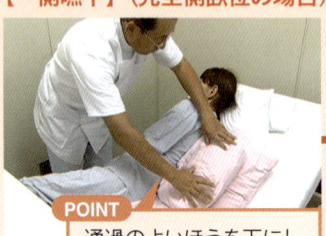

POINT 通過のよいほうを下にした完全側臥位をとる．

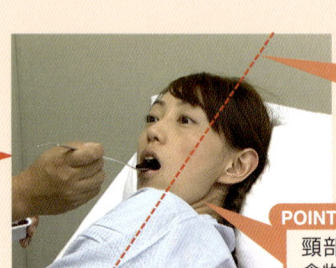

POINT 頭部・頸部・体幹が一直線になるとうまくいく．

POINT 頸部を前屈してから食物を口に入れる．

■ リスクマネジメントの実際

図1

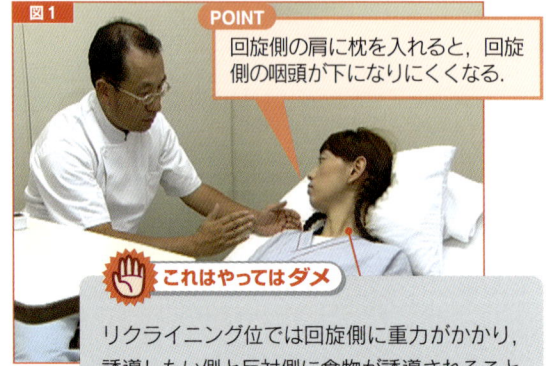

POINT 回旋側の肩に枕を入れると，回旋側の咽頭が下になりにくくなる．

これはやってはダメ
リクライニング位では回旋側に重力がかかり，誘導したい側と反対側に食物が誘導されることがある．回旋側の咽頭が反対側よりも上方に位置するように姿勢を工夫することが大事．

[横向き嚥下（頸部回旋）]

● **実施前の観察**
- 摂食訓練の適応のない人には行わない．
- 本法を理解できない人に無理に行わない．
- 頸部の角度をどの程度，どのタイミングで回旋するかを事前に本人に理解してもらう．
- 患者の同意なしに本法を導入しない（摂食する人の協力が必要）．
- 頸部の可動域制限がないことを確認しておく．
- 頸部を回旋してよい人かを確認する（頸椎症などの疾患の有無の確認；p.44参照）．
- 嚥下反射が惹起されない人には行わない．

2 横向き嚥下（頸部回旋）・一側嚥下

図2

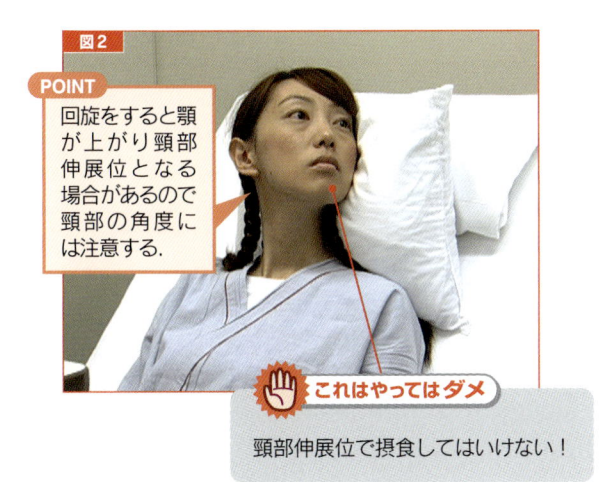

POINT 回旋をすると顎が上がり頸部伸展位となる場合があるので頸部の角度には注意する．

これはやってはダメ 頸部伸展位で摂食してはいけない！

● 実施中の観察
- 姿勢や一口量など，摂食時の条件を遵守する．
- リクライニング位（30°前後）で行うと回旋側の咽頭が下になり，誘導したい側に食塊を誘導できないことがある（嚥下前回旋）（図1）．回旋側の肩に枕を入れると食塊をうまく誘導できることがある．
- 頸部回旋時に伸展位となってはならない（図2）．
- 頸部伸展のまま摂食すると誤嚥につながる．
- 声かけは短い言葉で明確に行う．
- 特に理解しにくい人には重要である．
- 本人が抵抗した場合は，無理に行わない．
- 確実に嚥下できる食物を用いて本法の習得を行う．
- 本法の実施が難しければ，一側嚥下など他の方法を検討する．

図3

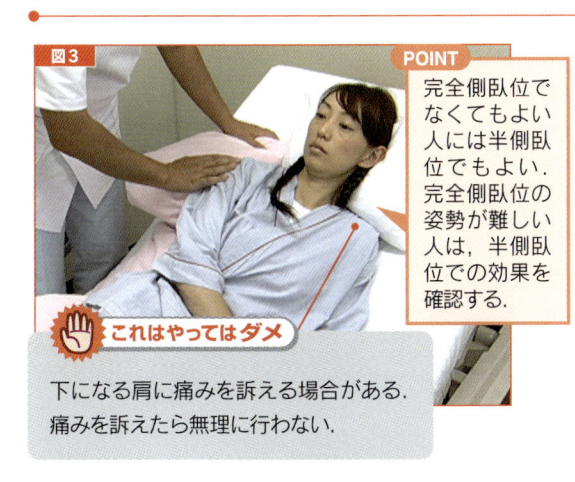

POINT 完全側臥位でなくてもよい人には半側臥位でもよい．完全側臥位の姿勢が難しい人は，半側臥位での効果を確認する．

これはやってはダメ 下になる肩に痛みを訴える場合がある．痛みを訴えたら無理に行わない．

図4

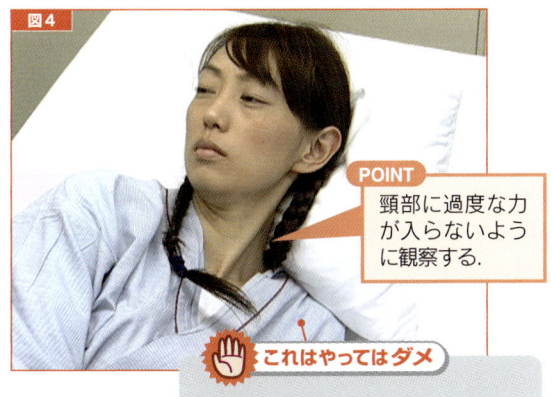

POINT 頸部に過度な力が入らないように観察する．

これはやってはダメ 一側嚥下にして嚥下しにくくなったら無理に続けない．

［一側嚥下］

● 実施前の観察
- 通過のよい咽等側を確実に把握する．
- 咽頭通過側を確認しないで本法は実施できない．
- 姿勢や一口量など，摂食時の条件を遵守する．
- 完全側臥位にする．ただし，完全側臥位が困難な場合は半側臥位でも行う場合がある（図3）．
- 肩，腰に枕をあてがう．

● 手技
- 上になっている肩に顎が近づく要領で頸部を回旋する．
- 無理に頸部を回旋させてはいけない．
- 頸部回旋時に体幹が傾かないようにする．
- 頸部を回旋後，前屈する．伸展位ではうまくいかない．
- 本来目標としていた咽頭側を食塊が通過しない可能性があることにも注意する．
- 本法でも誤嚥する可能性があることを理解したうえで実施する．

● 実施中の観察
- 下になっている肩や頸部の痛みを訴えたらすぐに中止し休憩を取る（図4）．
- 本人が肩などの痛みを訴えているにもかかわらず継続（休憩を取らない）してはいけない．

3 交互嚥下

DVD▶⑳

■ 交互嚥下の実施のポイント

【目的】
- 嚥下後，違う物性の食物を摂取することで嚥下反射を促し，咽頭に残留した食物を減らす．

【対象】
- 咽頭残留が確認された人．
- 複数回嚥下がしにくい人．
- 食事中に声が湿性になる人．
- 食事中・後にむせる人．

【方法】
① 食物を口に入れる．
② 嚥下．
③ ①とは違う物性の食物を口に入れる．
④ 嚥下．

実施のポイント

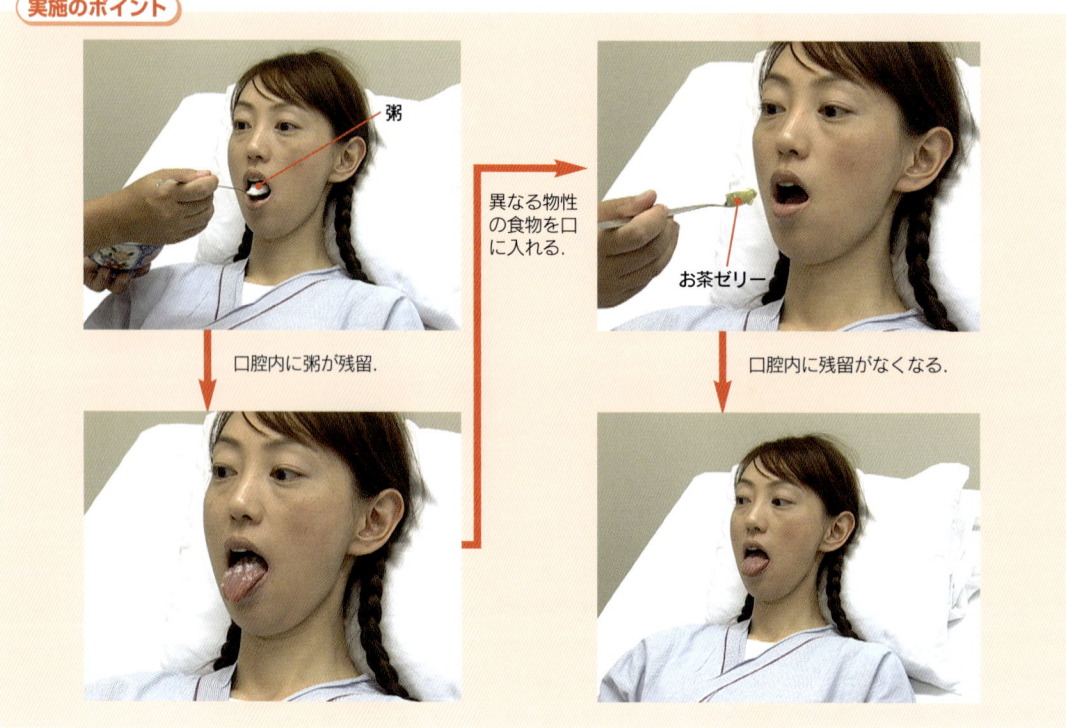

粥

口腔内に粥が残留．

異なる物性の食物を口に入れる．

お茶ゼリー

口腔内に残留がなくなる．

3 交互嚥下

■ リスクマネジメントの実際

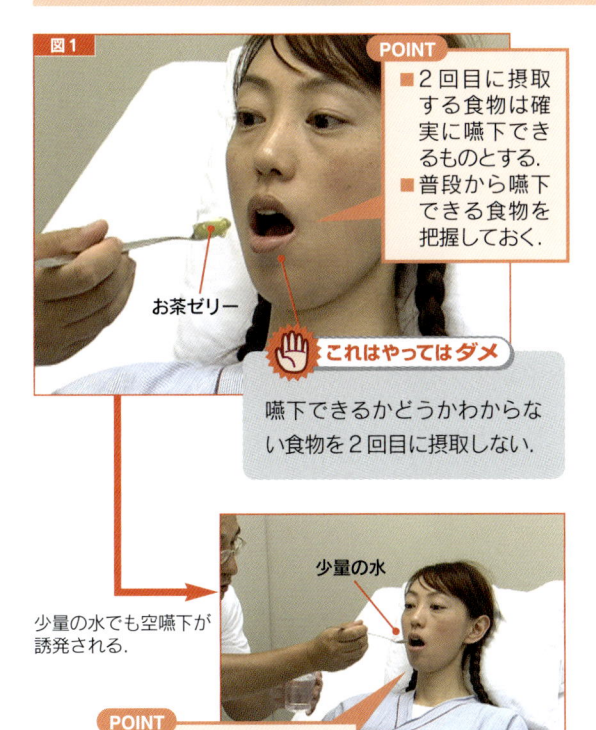

図1

POINT
- 2回目に摂取する食物は確実に嚥下できるものとする．
- 普段から嚥下できる食物を把握しておく．

お茶ゼリー

これはやってはダメ
嚥下できるかどうかわからない食物を2回目に摂取しない．

少量の水でも空嚥下が誘発される．

少量の水

POINT
あらかじめむせずに飲める水の量を確認する．

● **実施前の観察**
- 2種類の食物が摂食できない人には行わない．

● **実施中の観察**
- 1回目の食物でむせたら2回目の食物を摂取させてはならない．
  ・むせが落ちつくまで観察・休憩をする．
  ・むせているあいだに食物を口腔内に入れるとさらにむせる可能性がある．

● **手技**
- 2回目に摂取する食物は1回目のものより確実に嚥下できる食物にする（図1）．
  ・2回目に摂取する食物で誤嚥する可能性もある．
- 2回目に摂取する食物は最初の食物より一口量を少なくする．

Column

食事中に声をかけたほうがよい人，かけないほうがよい人

　たとえば，嚥下の意識化を促す際は，「力強く飲みましょう」「飲み込むことを意識して」などの声かけをします．特に「息こらえ嚥下」は多様な声かけをしないとうまくいかない場合が多いです．しかし，実際に声かけをすると，「気が散ってしまう人」や「集中できる人」などさまざまです．そのため，すべての人に同じ声かけをすることがよいわけではありません．

　一般的には，嚥下の方法を目的も含めて理解できる人には詳細な指示を，あまり理解できない人には必要最低限の指示がよいと思われます．必要最低限の指示の場合は，どのような指示でどういう行動をするかをあらかじめ確かめておくとよいでしょう．口に入れた食物がまだ口の中にあるときに「美味しいですか？」などと声かけをしてはいけません．声かけのタイミングに十分注意しましょう．

4 複数回嚥下

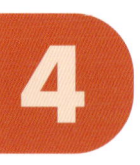

■ 複数回嚥下の実施のポイント

【目的】
- 嚥下後に1回以上空嚥下をすることで，咽頭の食物残留を減らす．

【対象】
- 咽頭残留が確認された人．
- 食事中に声が湿性になる人．
- 食事中・食後にむせる人．

【方法】
① 食物を口に入れる．
② 嚥下．
③ 咳払い（省略することもあり）．
④ 空嚥下．

実施のポイント

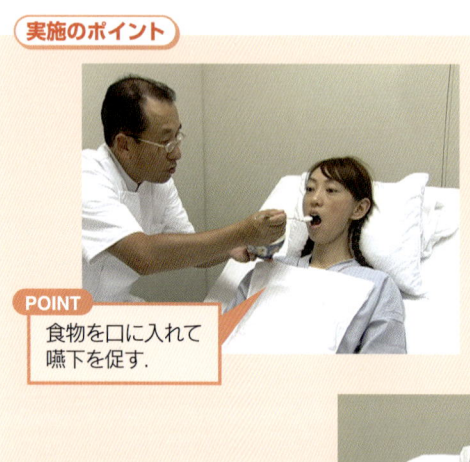

POINT 食物を口に入れて嚥下を促す．

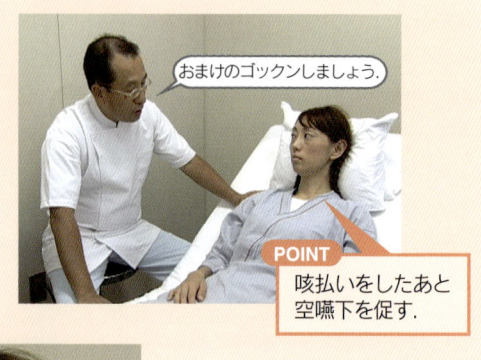

おまけのゴックンしましょう．

POINT 咳払いをしたあと空嚥下を促す．

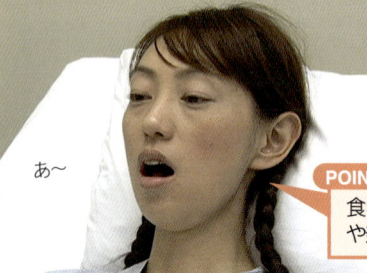

あ〜

POINT 食物を嚥下できたか，呼吸や発声などでも確認する．

■ リスクマネジメントの実際

図1

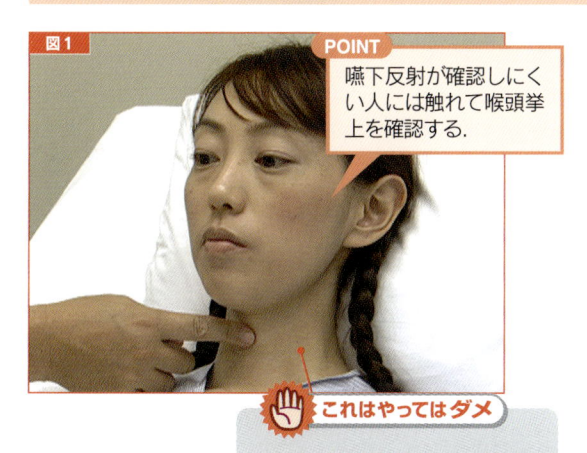

POINT
嚥下反射が確認しにくい人には触れて喉頭挙上を確認する．

これはやってはダメ
空嚥下ができない人には行わない！

● 実施前の観察
- 確実に空嚥下できる方法を事前に確認しておく（図1）．
  ・のどのアイスマッサージを使用して空嚥下を促してもよい．
- 空嚥下までにどの程度時間がかかるかを確認しておく．

図2

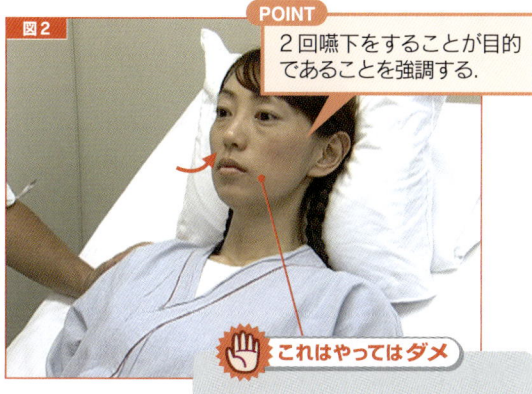

POINT
2回嚥下をすることが目的であることを強調する．

これはやってはダメ
咳払いの前に大きく吸気しない．

● 実施中の観察
- 咳払いの前に大きく吸気しない（図2）．
  ・咳払いをするときに，吸気によって誤嚥を引き起こす可能性がある．
  ・咽頭残留を喉頭または気管に浸入させる可能性がある．
- 確実に誤嚥しない食物・一口量・姿勢で方法を習得する．
  ・誤嚥しない食物・一口量・姿勢を確認する．
- 疲労すると，空嚥下までに時間がかかり，本法の効果が得られない可能性がある．
  ・空嚥下を惹起するまでのあいだに誤嚥を引き起こす可能性がある．
- 疲労を感じたら休憩をとる．

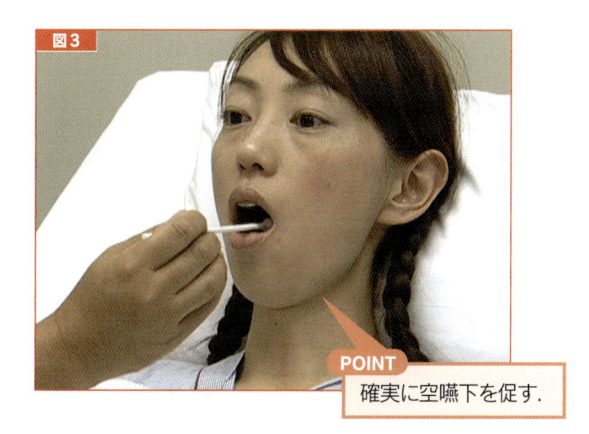

● 手技
- 食物はすばやく口腔内に入れ，「嚥下→咳払い→空嚥下」のパターンを意識して行ってもらう．
- 空嚥下がうまくできない場合は，早急にのどのアイスマッサージなどを活用して確実に空嚥下をしてもらう（図3）．
- 食物を嚥下できたか，呼吸や発声などでも確認する．

図3

POINT
確実に空嚥下を促す．

5 息こらえ嚥下

■ 息こらえ嚥下の実施のポイント

【目的】
- 呼吸と嚥下のパターンをコントロールすることで誤嚥を防ぐ.
- 嚥下前に声門閉鎖を得ることで,誤嚥を防ぐ.
- 嚥下後の呼気によって気道に侵入しかかった食塊を出す.

実施のポイント

【食物を摂取する前の確認】

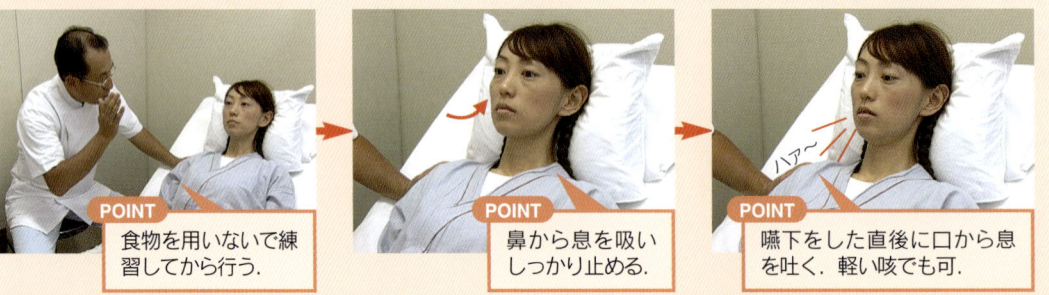

POINT 食物を用いないで練習してから行う.

POINT 鼻から息を吸いしっかり止める.

POINT 嚥下をした直後に口から息を吐く.軽い咳でも可.

【実際に食物を用いる場合】

● 先に食物を入れる方法

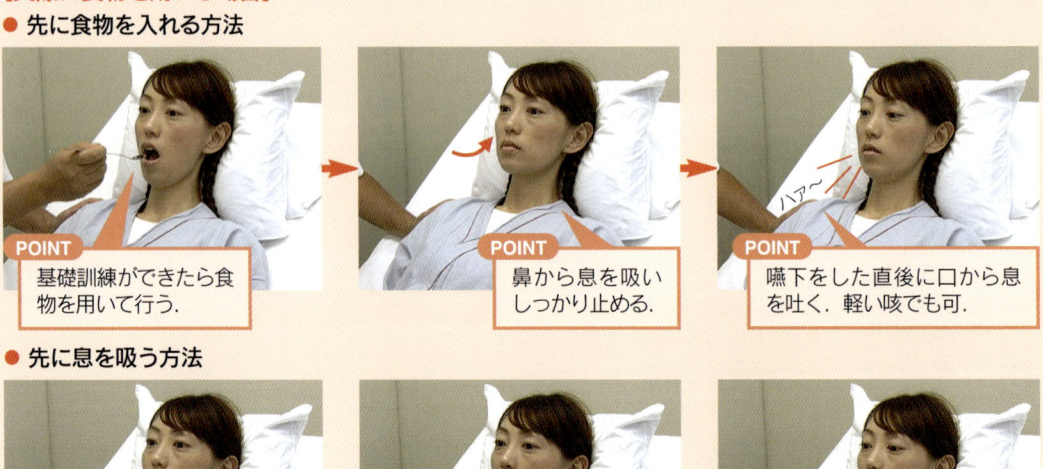

POINT 基礎訓練ができたら食物を用いて行う.

POINT 鼻から息を吸いしっかり止める.

POINT 嚥下をした直後に口から息を吐く.軽い咳でも可.

● 先に息を吸う方法

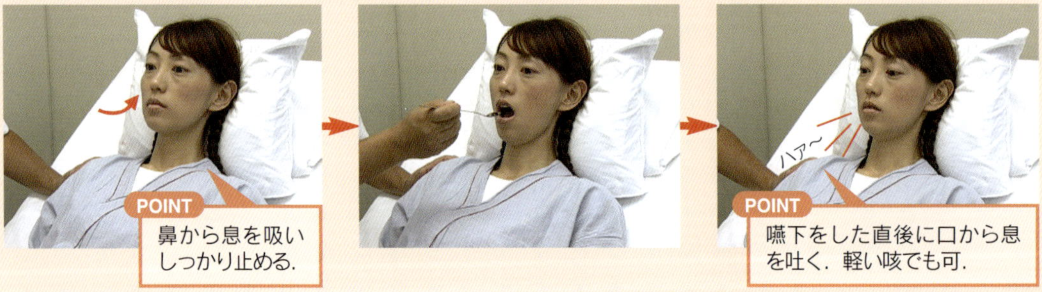

POINT 鼻から息を吸いしっかり止める.

POINT 嚥下をした直後に口から息を吐く.軽い咳でも可.

5 息こらえ嚥下

【対象】
- 誤嚥をする可能性のある人.
- むせる人.

【方法】

●先に食物を口に入れる方法[*1]
① 食物を口に入れる.
② 鼻から息を吸いしっかり止める.
③ 嚥下.
④ 呼気（口から）.

●先に息を吸う方法[*1]
① 鼻から息を吸いしっかり止める.
② 食物を口に入れる.
③ 嚥下.
④ 呼気（口から）.

[*1] 両方法とも食物を摂取する前に方法の確認をする.

■ リスクマネジメントの実際

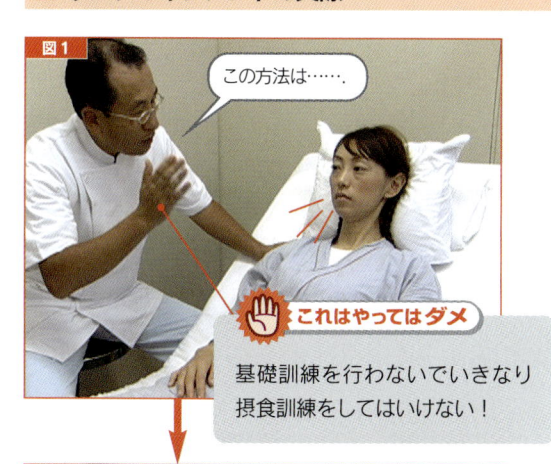

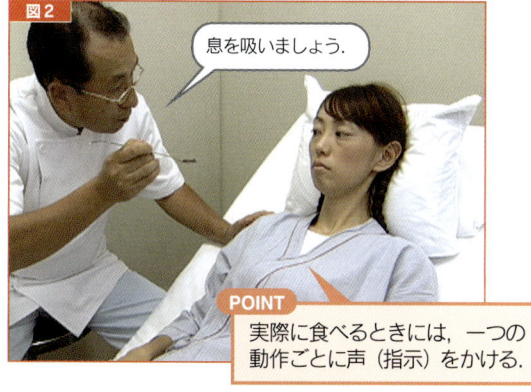

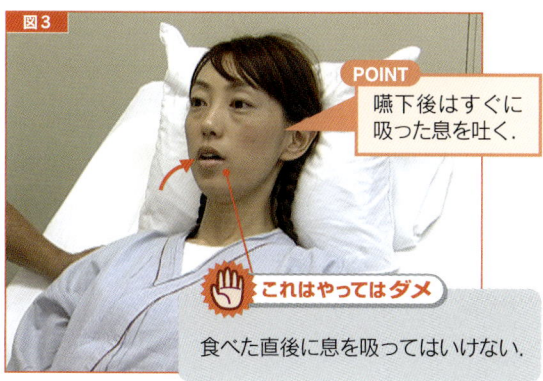

[図1]
この方法は……．

これはやってはダメ
基礎訓練を行わないでいきなり摂食訓練をしてはいけない！

[図2]
息を吸いましょう．

POINT
実際に食べるときには，一つの動作ごとに声（指示）をかける．

[図3]
POINT
嚥下後はすぐに吸った息を吐く．

これはやってはダメ
食べた直後に息を吸ってはいけない．

● 実施前の観察
- しっかり説明し方法を理解してもらったうえで行う（図1）．
- 随意的に息を止めたり，呼気ができる人を対象とする．できない人には本法を行わない．
- 「先に食物を口に入れる方法」と「先に息を吸う方法」の対象を見極めて行う．
・長く息を止められない人は「先に食物を口に入れる方法」を行う．
・口腔内に食物をとどめておけない人は「先に息を吸う方法」で行う．
- 基礎訓練（食物を使わずに練習）をしてから行う（図2）．
・最初の練習では一つ一つの動作をゆっくり行い，確実に理解していることを確認する．

● 実施中の観察
- 摂食訓練では一つの動作ごとに指示をする．
- 本人にとって，適切な姿勢・食物形態・一口量で行う．
- 適切な呼吸と嚥下のパターンで行う[*2]．
・ある程度テンポよく行う．
・息をしっかり止めてもらう．
・呼気は嚥下直後，息を吸う前になるべく力強く行う（嚥下直後に息を吸ってはならない）．
・息は鼻から吸う（図3）．
- 本人のペースを無視して行ってはならない．
- 嚥下前は食物を口腔内にしっかりとどめる．

[*2] やや難しいが「息を吸って，少し吐いて息を止める」または「息を吸って，少しハミングしてから息を止める」．このようにすると確実に声門が閉鎖できる．

6 K-point 刺激法

DVD▶㉓

■ K-point 刺激法の実施のポイント

【目的】
- 咬反射のために開口できない人に対して開口させる．
- 嚥下反射を誘発する．

【対象】
- 咬反射のために食物摂取時や口腔ケア時に開口できない人．
- 嚥下反射が誘発されない人．
- 食物を口腔内に入れたまま送り込まない人．

【方法】
① 摂食姿勢を整える．
② 若干でも歯間に隙間がある場合は，スプーンなどで臼後三角のやや後方内側面（K-point）を軽く触れるように刺激する．
③ 開口したら食物を口腔内に入れる．
④ 刺激をやめる．
⑤ 咀嚼様運動に続いて嚥下（自動的に）．

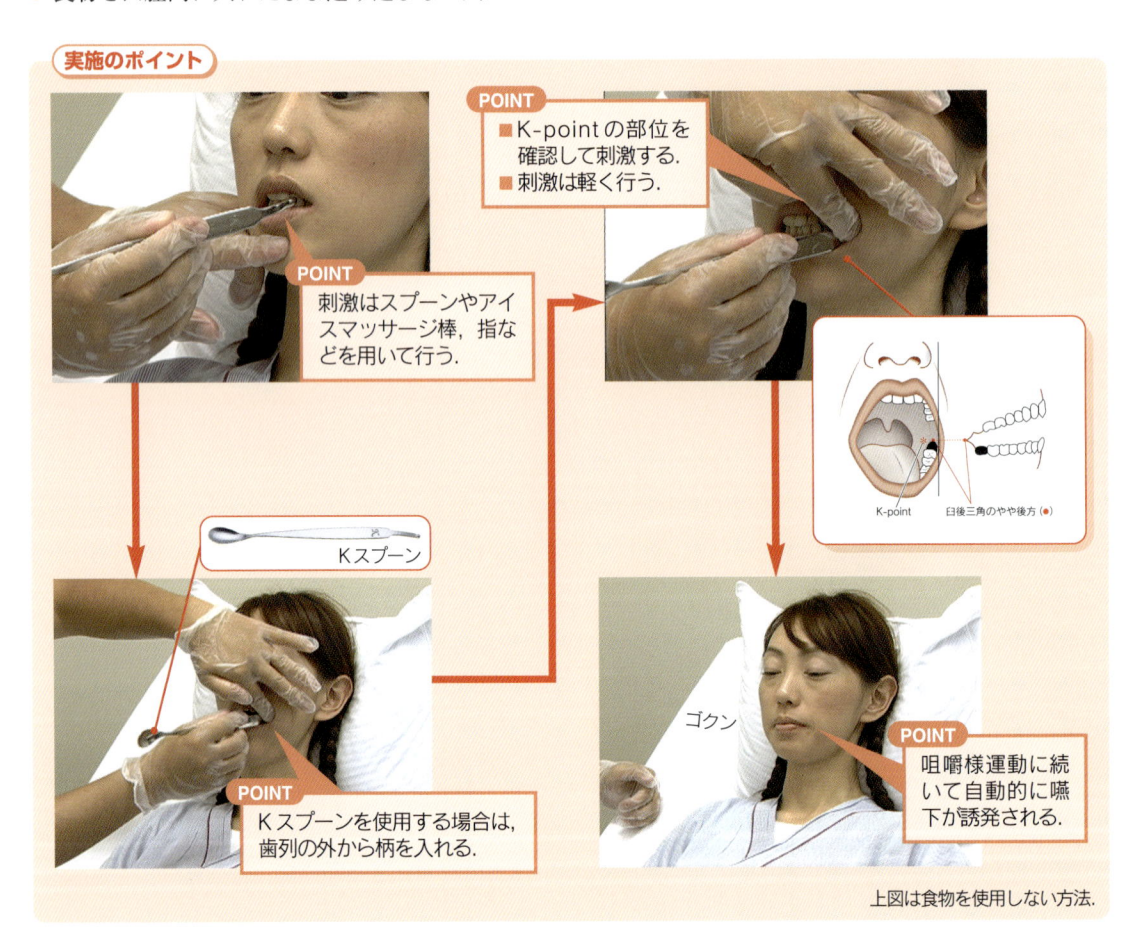

実施のポイント

POINT
- K-pointの部位を確認して刺激する．
- 刺激は軽く行う．

POINT
刺激はスプーンやアイスマッサージ棒，指などを用いて行う．

Kスプーン

POINT
Kスプーンを使用する場合は，歯列の外から柄を入れる．

ゴクン

POINT
咀嚼様運動に続いて自動的に嚥下が誘発される．

K-point　臼後三角のやや後方（●）

上図は食物を使用しない方法．

6 K-point刺激法

■ リスクマネジメントの実際

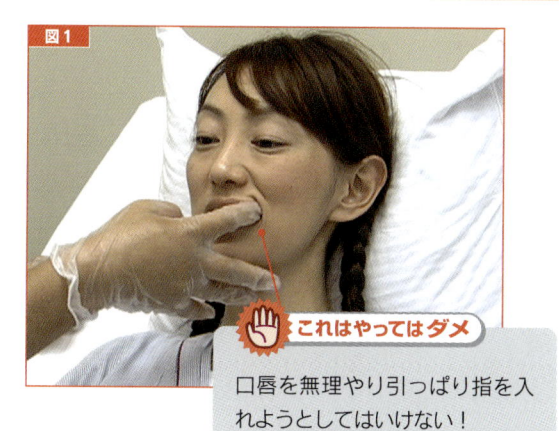

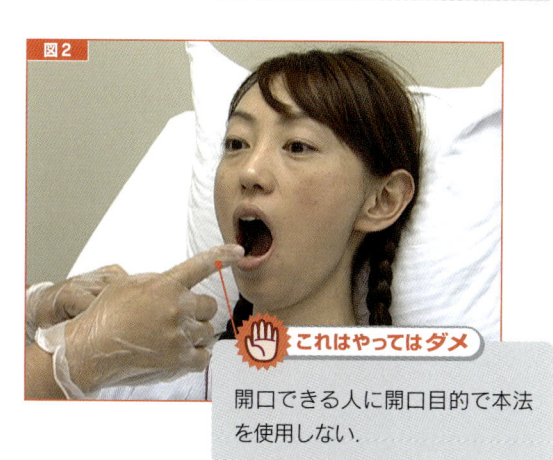

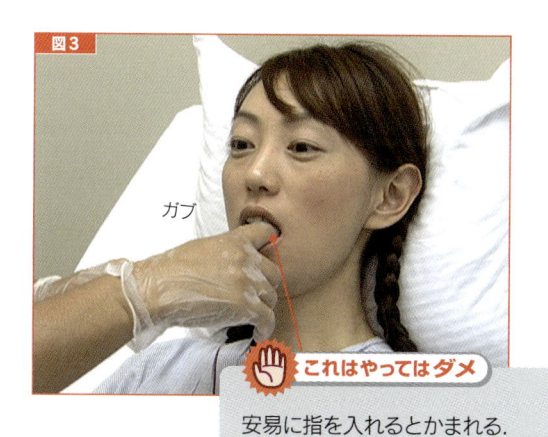

図1
これはやってはダメ
口唇を無理やり引っぱり指を入れようとしてはいけない！

図2
これはやってはダメ
開口できる人に開口目的で本法を使用しない．

図3
ガブ
これはやってはダメ
安易に指を入れるとかまれる．

● 実施前の観察
- 刺激によって開口，嚥下が誘発できるかを事前に確認したうえで本法の適応を検討する．
- ・無理やり開口させてはならない，あくまでも本人の反応を基本とする（図1）．
- 左右差がみられる場合がある．その際はより有効な側を利用する（図2）．
- 口腔内に無理に手指を入れると互いの信頼関係を損なう可能性がある．

● 手技
- 適切な物品で刺激を行う．
- ・先端の鋭敏な物で刺激しない．
- 軽く触れるように刺激を行う（図3）．
- ・強い圧迫刺激をしてはいけない．
- ・歯などには触れずに刺激をする．
- ・刺激をする物品（スプーンなど）や指をかまれないように歯列を越して行わない．
- 食物を口腔内に入れたらすばやく刺激をやめる．
- 咀嚼が必要な硬い食物形態（固形物など）を本法で使用しない．
- ・咀嚼しなくても嚥下できる食物形態にする．
- 誤嚥するような摂食姿勢・食物形態・一口量で行わない．

7 とろみのつけ方

DVD▶㉔

■ とろみのつけ方のポイント

【目的】
- 水分に適度な粘性をつけて誤嚥を防止する.
- ミキサーをかけた食物に適度な粘性をつけてまとまりをつけ,すべりやすくして口腔・咽頭通過をよくする.

【対象】
- 特に水分でむせる人.
- ミキサー食で残留が多い人.

【方法】
① とろみ調整食品を入れて適度な粘性をつける.
② 摂取方法(姿勢・一口量・方法)を守りながら摂取する.

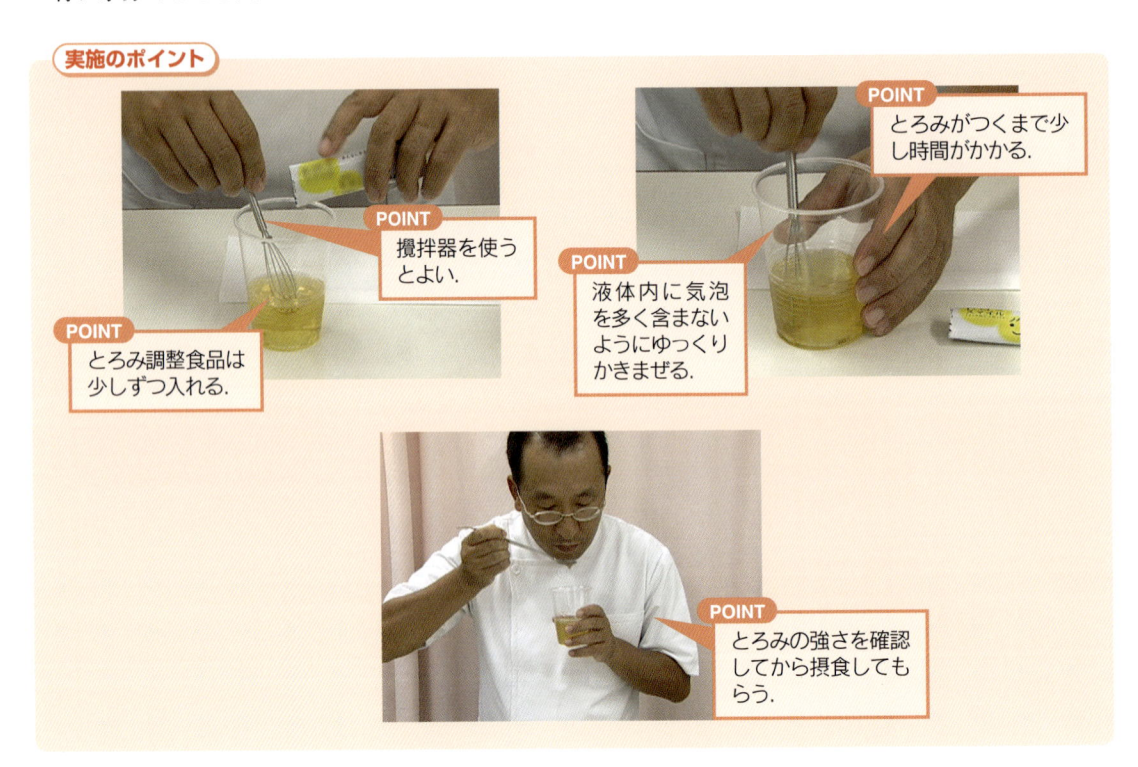

実施のポイント

POINT 攪拌器を使うとよい.

POINT とろみ調整食品は少しずつ入れる.

POINT とろみがつくまで少し時間がかかる.

POINT 液体内に気泡を多く含まないようにゆっくりかきまぜる.

POINT とろみの強さを確認してから摂食してもらう.

7 とろみのつけ方

■ リスクマネジメントの実際

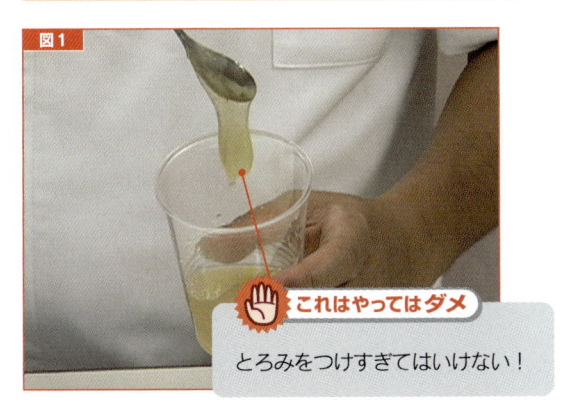

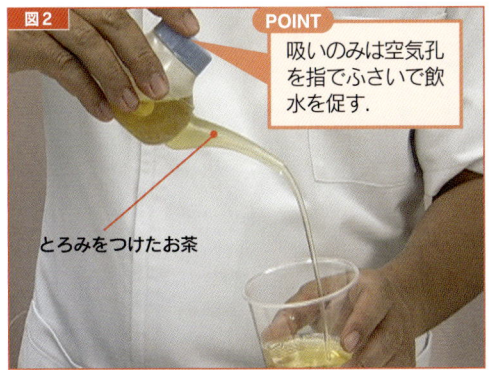

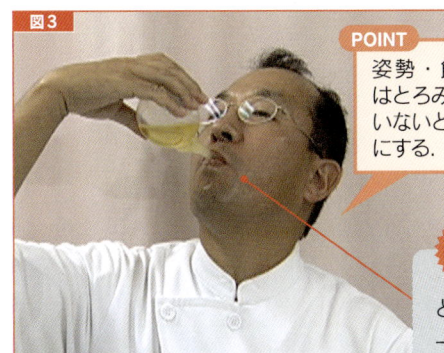

図1 これはやってはダメ
とろみをつけすぎてはいけない！

図2 POINT
吸いのみは空気孔を指でふさいで飲水を促す．
とろみをつけたお茶

図3 POINT
姿勢・飲水方法はとろみがついていないときと同じにする．
これはやってはダメ
とろみがついているからといって一気に飲んではいけない！

● **手技**
- とろみ調整食品を一気に入れない．
  - 一気に入れると塊（だま）になったり，とろみがつきすぎることがある．
- 各製品によって特性があるので，事前にとろみをつけて適応を考える（図1）．
  - 加えるとろみ調整食品の量は感覚的に行わない．
- 同じ粘性がつくように，客観的に計測できる基準を決めておく（○○%の濃度，撹拌後○分など）．

● **摂食方法**
- とろみがついていても姿勢や一口量など摂取方法は他の食事と同じ方法で行う（図2）．
  - 事前に食事の摂取方法を確認してから，とろみをつけた水分を摂取してもらう．
- むせる，湿声になるなどの場合は，粘性などの変更を考慮する．
- とろみ調整食品を使用すれば誤嚥しないと過信してはならない（図3）．
- 少量ずつ摂取していても粘膜への付着が蓄積されることもある．
- 摂食時間が長くなると粘性が変化することがある．

📖 おさらいしよう

日本摂食嚥下リハビリテーション学会では，嚥下調整食分類2013（学会分類2013）を作成し，国内の病院・施設・在宅医療および福祉関係者が共通して使用できることを目的として，食事の分類およびとろみの分類を示した．摂食嚥下障害者にとっては，固形物の物性だけでなく，液体のとろみの程度も重要であるとし，とろみを3段階（「段階1 薄いとろみ」「段階2 中間のとろみ」「段階3 濃いとろみ」）に分類している（詳細は以下，学会ホームページを参照）．

※日本摂食嚥下リハビリテーション学会ホームページ（嚥下調整食分類2013）：
  http://www.jsdr.or.jp/doc/doc_manual1.htm

8 一口量の調整

DVD▶㉕

■ 一口量の調整のポイント

【目的】
- 適切な一口量によって誤嚥を減らす．
- 適切な一口量によって咽頭残留を減らす．
- 適切な一口量によってスムーズな嚥下を誘発する．

【対象】
- すべての摂食・嚥下障害の人．

【方法】
① 適切な一口量を選択する（多くの人は2～3g）．
② 毎回，同じ一口量を摂取する．

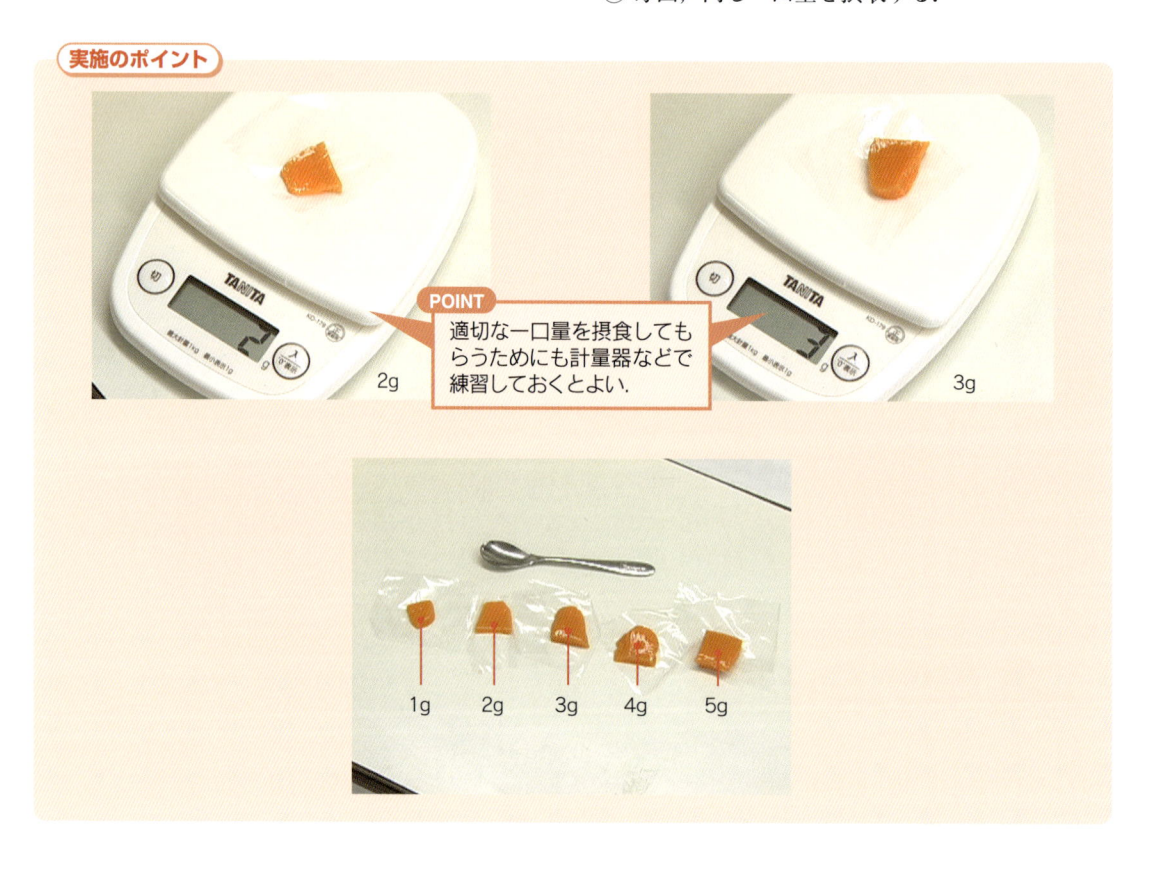

実施のポイント

POINT: 適切な一口量を摂食してもらうためにも計量器などで練習しておくとよい．

8 一口量の調整

■ リスクマネジメントの実際

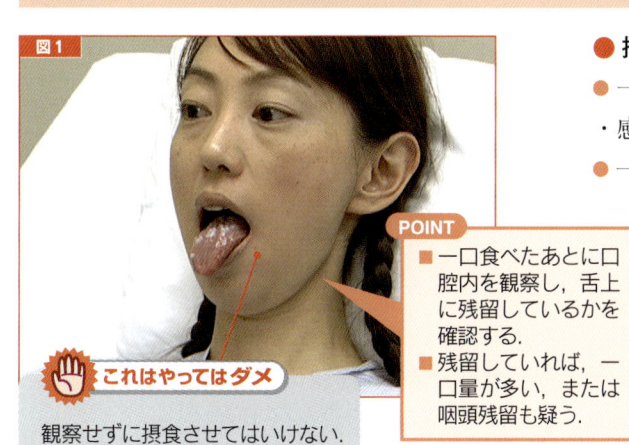

図1

POINT
■ 一口食べたあとに口腔内を観察し、舌上に残留しているかを確認する.
■ 残留していれば、一口量が多い、または咽頭残留も疑う.

これはやってはダメ
観察せずに摂食させてはいけない.

● 摂食方法
● 一口量は多すぎても、少なすぎてもいけない.
・感覚的に行わない.
● 一回嚥下したあと、口の中（舌の上）に残留している場合は一口量が多い、または咽頭残留があると判断する（図1）.
● むせる、湿声になるなどの場合は、一口量の変更を考慮する.

● 手技
● 毎回、同量を摂取できるように、写真などで示しておく（図2・3）.
・毎回の一口量を変化させない.
・介助者によって一口量を変化させない.

図2 摂食条件表（聖隷三方原病院）

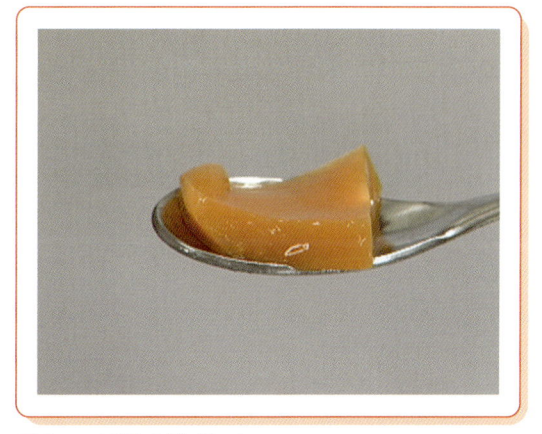

図3 一口量の例（3g）

9 スライス法

DVD▶㉕

■ スライス法の実施のポイント

【目的】
- ゼリーをスライス型食塊にすることで口腔・咽頭通過をしやすくする．
- 食塊を梨状窩にとどめ，嚥下反射惹起までに時間を要する人の誤嚥を防ぐ．
- スライス型食塊を丸のみすることで咽頭残留や誤嚥を防ぐ．

【対象】
- 咀嚼ができずに丸のみで食事を摂取する人．
- ゼリー類を中心に摂取する人．
- 嚥下反射惹起までに時間を要する人．
- 食塊形成困難や咽頭残留のある人．

【方法】
① 摂食姿勢を整える．
② スライス型に食物をすくう．
③ 食物を口に入れ，奥舌の上にのせる．
④ 嚥下（丸のみ）．

実施のポイント

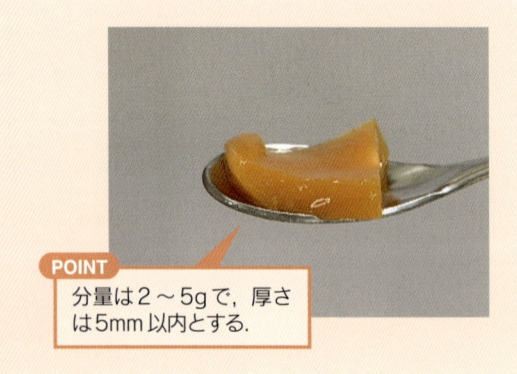

POINT 分量は2〜5gで，厚さは5mm以内とする．

Column

食事介助のススメ

　実際に食事の介助をすると，患者さんを観察するようになり，一口量，ペース，姿勢，方法の適否などについて肌で感じることができます．これは，いくら周りで観察していても，実際に介助している人の感覚には勝りません．経験してみるとよくわかります．一度，食事介助をするとその感覚が理解できるので，やってみてください．また，食事を介助されて食べてみると介助される人の気持ちがよくわかります．介助する人は一度は介助されて食べてみることをおすすめします．

9 スライス法

■ リスクマネジメントの実際

図1

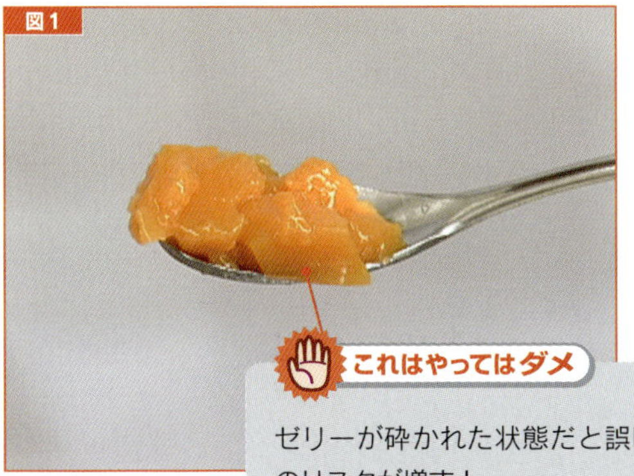

これはやってはダメ
ゼリーが砕かれた状態だと誤嚥のリスクが増す！

図2

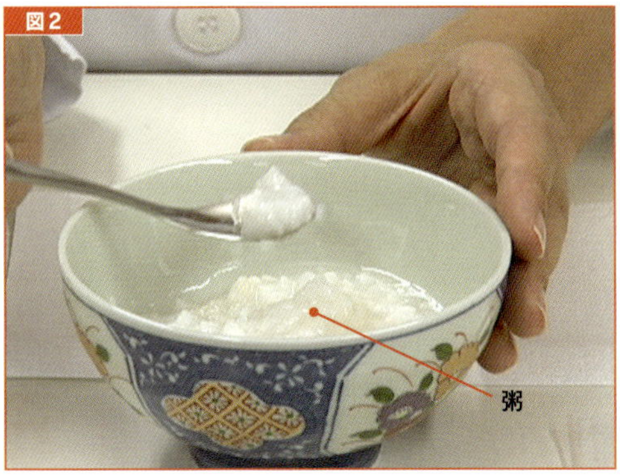

粥

図3

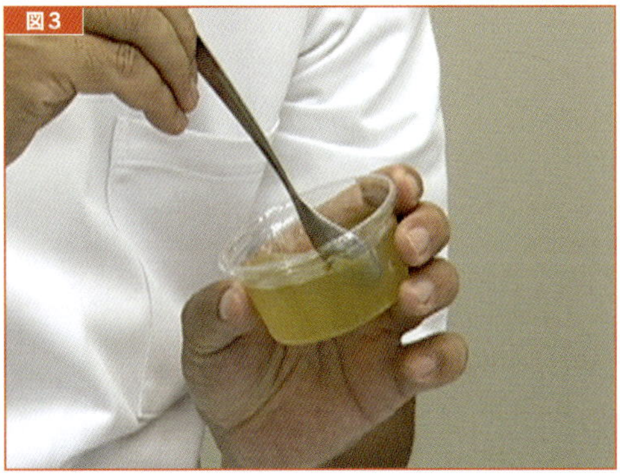

● **実施前の観察**
- 丸のみができることを確認したうえで本法を用いる．
- ・本法は咀嚼をせずに丸のみで行う．
- 適切な姿勢・一口量・食物形態を考慮せずに本法のみを行わない．
- ・なるべくリクライニング位で行う．
- ・姿勢・一口量が守られないと誤嚥するリスクは高くなる．

● **手技**
- ゼリーを砕かない（ばらばらの食塊にしない）（図1）．
- 一塊とならない食物に本法を用いない（図2）．
- ・すくうときにばらばらになったら，誤嚥の危険性があることを理解する．
- スライス食塊は2〜5gで，厚さは5mm以内とする．

● **手技**
- 効率のよいすくい方をする（図3）．
- ・本法を行う人は，スライス型食塊以外では誤嚥のリスクが高い人である．
- ・介助者のすくい方がうまくいかないとスライス型ではない状態となり，結果的に多く食べられない，誤嚥するなどの問題が生じる．
- ・効率よくすくえるようにあらかじめ介助者は練習しておく必要がある．
- ゼリーの粘性によっては窒息の危険が高まることもあるので，十分観察評価を行ったうえで施行する．

図4

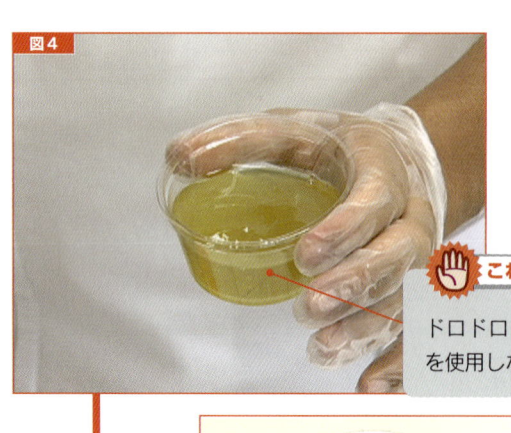

●実施中の観察
● 溶けたゼリーを使用しない（図4）．
・ゼラチンゼリーは溶けるとスライス型食塊ですくうことができない．
● 必ず氷などで冷やして食事介助をする．

これはやってはダメ
ドロドロに溶けた状態のゼリーを使用しない！

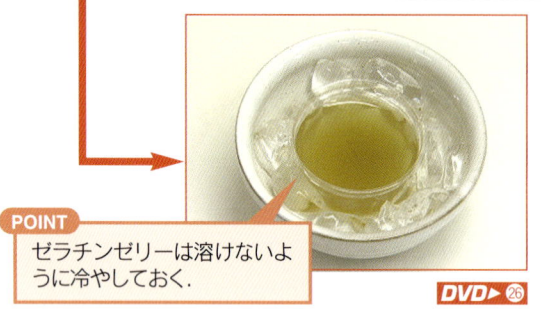

POINT
ゼラチンゼリーは溶けないように冷やしておく．

DVD▶㉖

Column

食事介助を受けた経験からみえたこと

　実際に食事介助を受けた経験のある人は理解できると思いますが，食事介助を受けるといろいろとそれまで全く思いもよらなかったことがみえてきます．特に感じるのは，「声かけ」と「口腔内に入れてもらうペース」の重要性です．

　食事介助を受けるときは，かなり受動的になり不安でもあります．介助者は多すぎると思うほどの声かけをするのがちょうどよいと思います．ペースは，通常は遅すぎると感じると思います．ただし，これはあくまでもバーチャルの話なので，実際の患者さんでは嚥下機能などが異なるので同じとは限りません．

　患者さんと同じような体験をすることで，どういうところがポイントなのかが理解できます．これが非常に大切なことです．

第6章

経管栄養の
リスクマネジメント

　摂食・嚥下障害患者は経口摂取量が不十分となることが多く，その際は補助栄養法が必要になる．なかでも経管栄養法は，生理的な経路であり，栄養価も高い．
　ここでは，経管栄養法を実施するうえで問題となるリスクに焦点をあてて，観察すべきポイントと対処法を解説していく．

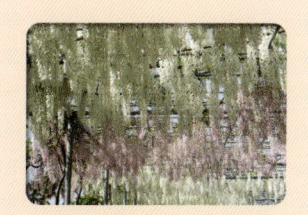

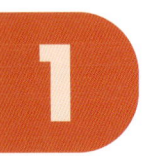

1 経管栄養チューブの挿入方法とリスクマネジメント

オーイー発声法

経管栄養チューブの挿入時は，発声時に生じる口腔から咽頭の形状の変化を利用するとスムーズに行うことができる．「オー」の発声は舌根部が後退する．「イー」または「エー」の発声は舌根部が前方に移動し，かつ披裂喉頭蓋襞(ひれつこうとうがいひだ)が気管側に傾斜して中〜下咽頭，梨状窩が広がる[1]．したがって，「オーイー」という発声に合わせて，チューブを挿入するとよい．

経口食道経管栄養法での挿入方法

経口食道経管栄養法（OE法）は，口からチューブを挿入するため，舌の動きがチューブの挿入を妨げることがある．そこで，チューブを口に入れてから「オー」と発声してもらうと舌根部が後退することにより舌が下降するため中咽頭に進めやすい．中咽頭に達したら，次に「イー」と発声してもらうと中〜下咽頭が広がり梨状窩に挿入しやすくなる．梨状窩にチューブが到達したところで嚥下してもらうと，食道入口部が開いてチューブの挿入が容易になる．その後も「イー」の発声に合わせてチューブを押し進めると，抵抗が少なく挿入しやすい．嚥下反射が起きにくい患者には，のどのアイスマッサージをするなどして嚥下反射を誘発するとよい[2]．「イー」では上下の前歯が接近しすぎるときがある．その場合は「エー」の発音を代用する．

P ここがポイント

「イー」では前歯が接近しすぎてチューブが入らない患者の場合は，「エー」という発声でもよい．

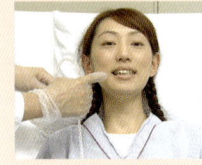

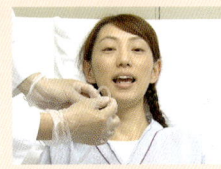

「イー」の発声時　　「エー」の発声時

経鼻胃経管栄養法での挿入方法

経鼻胃経管栄養法（NG法）で，鼻腔からチューブを挿入する場合は，チューブを挿入する鼻腔と反対側に頸部を回旋して，横向きの状態で挿入するとスムーズに挿入しやすい（後述する「左右咽頭入れ分け法」の項参照）．

食道入口部は嚥下反射が起きると弛緩して通過しやすくなるが，嚥下反射が起きにくい患者の場合は，解剖学的構造を利用するとよい．下顎を水平前方に軽く突出（頸部突出，匂いを嗅ぐときの感じ）すると咽頭腔が広がる[3]ため，患者に頸部を前方に突出してもらい，「イー」という発声を促し，発声に合わせてチューブを押し進めると抵抗が少なく挿入しやすくなる．

ガイドワイヤー法

経鼻胃経管栄養法の場合は，チューブを長期間留置することが多い．患者の鼻腔・咽頭の不快感や粘膜の損傷などを軽減するために，細くて軟らかいチューブを選択したい．しかし，細いチューブは腰が弱いため，上部食道括約筋部（UES）や

図1 ループしている状態
チューブが細いと力が伝わりにくくループしやすくなる.

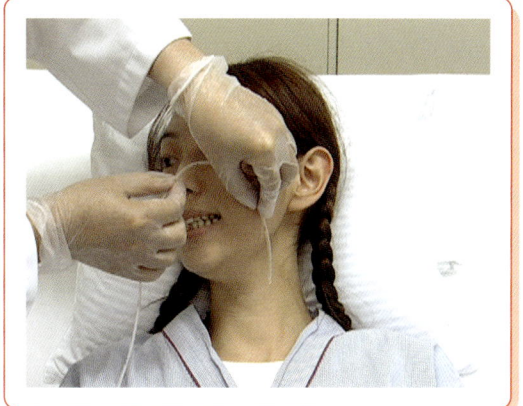

図2 チューブ挿入時の頸部の回旋方向
チューブ挿入側の反対側に頸部を回旋させるとチューブが挿入しやすくなる.

下部食道括約筋部（LES）が通過しにくい場合があり，そのまま挿入行為を続けると咽頭や食道内でループしてしまうことがある（**図1**）.

このような場合は，ガイドワイヤー（スタイレット）内蔵のチューブが有効である．しかし，この類のチューブは内蔵されたガイドワイヤーが硬く，先端が細いため，無理やり押し込むと粘膜損傷や穿孔などを起こす危険性がある．医療事故も報告されているため，十分な注意が必要である[4]．

UES，LESのみならず，食道憩室や食道の蛇行，噴門部付近の彎曲でチューブがつかえてしまうことがあるため，のどのアイスマッサージなどをして嚥下してもらい食道蠕動を誘発したり，体位変換をしたりしてゆっくり挿入を試みる.

> **これはやってはダメ**
> 2007年6月，厚生労働省から，ガイドワイヤー（スタイレット）の使用についての通達があり，普通のチューブにガイドワイヤーを挿入して使用するなどの行為は禁止されている[5]．

左右咽頭入れ分け法（咽頭での交差の回避）

チューブを挿入する鼻腔と反対側に頸部を回旋させると，非回旋側の咽頭腔と梨状窩が広がり，かつ喉頭蓋が回旋側に偏位してチューブがあたりにくくなるため，挿入する鼻腔と同側の梨状窩に挿入されやすくなる[6]（**図2**）．同時に，非回旋側の食道入口部の圧が低下することも知られており[7]チューブ挿入が容易になる.

挿入後，チューブが移動することがあるが，左鼻腔から挿入したほうが同側の梨状窩に挿入されやすく，さらに挿入されたチューブが移動しにくい．これは上部食道が気管に対して解剖学的に左側に走行するためである.

挿入後のリスクアセスメント

チューブ挿入時のリスクは，気管への誤挿入や経路である鼻腔・咽頭・食道の粘膜損傷，食道裂孔ヘルニアなどによる横隔膜より下部への挿入困難などがある．また，留置したチューブが自然に抜けてくることもある.

日本看護協会は2005年4月に緊急安全情報として，栄養チューブの誤挿入による経管栄養剤の誤注入で患者が死亡するという医療事故が2002年から9例起きていると報告した．そして，栄養チューブ挿入時の確認方法として，①胃液・吸引物の吸引，②気泡音の聴取，③X線による位置確認を提唱した．また，必要時に吸引した液をリトマス試験紙で酸性かどうかを確認すること

や，気泡音が肺野では聴取されないことの確認もあわせて推奨した[4]．

イギリスの「患者の安全性に関する警告（patient safety alert）」では，以下の5点を提唱している．
① 吸引液のpH測定（5.5以下）を推奨する．
② X線によるチェックも推奨するが日常的に使用しない．
③ 空気の聴診は使用しない．
④ 呼吸困難がないことをもって設置が正しく行われていると解釈しない．
⑤ pH測定では制酸剤の使用による影響に注意する．

そのうえで，pH試験紙を各関連臨床エリアにストックしておくことを勧めている[8]．

筆者らは，これらの文献などを参考に，気泡音，吸引物の酸性度測定，X線撮影を組み合わせた「経鼻胃経管栄養チューブ挿入位置確認マニュアル」を作成して院内で活用している（図3）．チューブ挿入後に気泡音が確実に聴取できたら，吸引して吸引物の酸性度を測定し，吸引物がpH5以下であれば，チューブの先端は胃内にあると判断する．吸引物が吸引できない場合とpH6以上の場合には，制酸剤の使用にかかわらずX線撮影でチューブ先端の位置確認を行うというものである．

留置してあるチューブが何かの理由で抜けてくる場合もある．したがって，栄養剤注入直前にも，チューブの位置を確認する必要がある．「経鼻胃経管栄養注入前確認マニュアル」を作成し，チューブ固定位置の長さと，口腔内にチューブが抜けてきていないかを確認し，気泡音の聴取と胃内容物の吸引の両方を必ず行い，不鮮明な場合は2名以上で確認することにしている（図4）．

図3 経鼻胃経管栄養チューブ挿入位置確認マニュアル
（聖隷三方原病院）

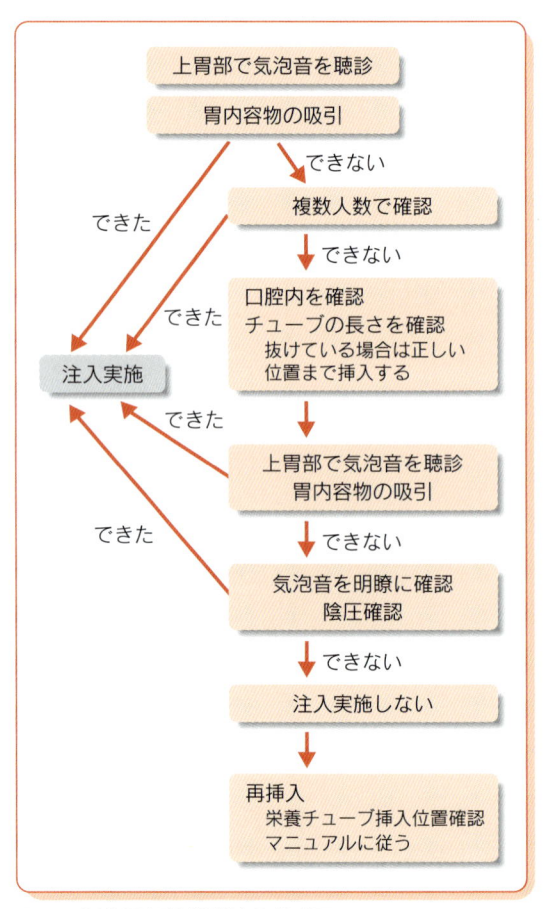

図4 経鼻胃経管栄養注入前確認マニュアル
（聖隷三方原病院）

■ **文献**
1) 藤島一郎：目でみる嚥下障害．医歯薬出版；2006．p.31．
2) 藤森まり子：経管栄養法の最前線 間欠的口腔食道経管栄養法（OE法）について．看護技術 2000；46(12)：20-23．
3) 前掲1），p.27．
4) 日本看護協会：経鼻栄養チューブの誤挿入・誤注入事故を防ぐ．医療・看護安全管理情報．No.8．2002．
5) 厚生労働省医薬食品局安全対策課長：経腸栄養用チューブ等に係る添付文書の改訂指示等について．各都道府県衛生主管部（局）長宛への通達（平成19年6月15日）．2007．
6) 武原格，藤島一郎，大熊るりほか：嚥下における頸部回旋の運動学的検討．リハ医学 1999；36：737．
7) 柴本勇，藤島一郎，大熊るりほか：頸部回旋による食道入口部静止圧の変化．総合リハ 2001；29：61-64．
8) National Patient Safety Agency：Reducing the harm caused by misplaced nasogastric feeding tubes. Patient safety alert 05. 2005. http://www.npsa.nhs.uk

2 経管栄養実施時のリスクマネジメント

　経管栄養はチューブの挿入場所，先端の位置，注入の仕方などでさまざまな実施方法がある．挿入場所が口腔ではO（Oral），鼻腔ではN（Nasal），先端の位置が食道ではE（Esophageal），胃ではG（Gastric）と頭文字を使って表現することが多い．したがって，経口食道経管栄養法はOE法，経口胃経管栄養法はOG法，経鼻食道経管栄養法はNE法，経鼻胃経管栄養法はNG法と表現されている．

> **ここがポイント**
> - 対象者の自覚として，酸っぱいものがこみ上げてくるとか，胸焼けがするなどの訴えがある場合は，食道内逆流や胃食道逆流，逆流性食道炎などの危険性があり，OE法は適応外である．
> - 嚥下造影などを実施する際に，可能であれば，食道第2狭窄部より下にチューブ先端を留置し，造影剤を注入して逆流の有無や適切なチューブ挿入の長さを確認するとよい．

経口食道経管栄養法（OE法）

　OE法は，口からチューブを飲み込むことや食道内に栄養剤を注入することができず，適応とならない対象者がいる．また，口からチューブを飲む際に咽頭反射（gag reflex）が強かったり，チューブを舌で押し出してしまったり，噛んでしまう場合も適応とならない．

　口からチューブを飲み込むことができるかどうかを判断するには，のどのアイスマッサージをしながら咽頭後壁に触れてみたり，口から吸引するとき（下咽頭から梨状窩に吸引チューブが入ったとき）に咽頭反射の起こり方をみたりするとよい．咽頭反射があっても弱ければ徐々に慣れてくることもある．チューブを噛んでしまう場合は，バイトブロックを噛ませて，その穴にチューブを通して行う場合もある．

　OE法はチューブ先端を食道に留置して，食道の蠕動運動で栄養物を胃内に送り込むという咽頭をバイパスする方法である．これは胃に直接注入するより生理的な食塊の流れに近づけることができる方法だが，食道に問題がある場合は逆流の危険性がある[1]ので注意する．

経口胃経管栄養法（OG法）

　OG法は，食道に問題があり食道注入ができない場合に，胃までチューブを進めて注入する方法である．

経鼻食道経管栄養法（NE法）

　NE法は，口からチューブを飲み込むことができない場合に，間欠的に鼻腔から挿入する方法である．たとえば，夕食時にチューブを鼻腔から挿入して栄養剤を注入し，翌朝の朝食を注入した後にチューブを抜去し，昼食は摂食訓練などで口から食べるという夜間NE法（場合によっては夜間NG法）も嚥下訓練に際しては有効である．

経鼻胃経管栄養法（NG法）

　NG法は，疾病の急性期や手術などにより一時的に経口摂取が不可能になった場合などに比較的簡便に実施できる栄養補給手段として広く用いられている．静脈栄養に比べて生理的であり，腸管

2 経管栄養実施時のリスクマネジメント

の廃用性の機能低下を防ぎ，栄養学的にもすぐれている．しかし，気管への誤挿入，誤注入に注意が必要である．

合併症の予防：胃食道逆流と消化器症状

OE法・OG法・NE法・NG法のすべてに共通するリスクに，胃食道逆流と下痢などの消化器症状がある．

胃食道逆流の予防

胃食道逆流を予防するには，注入中および注入後に最低30分，場合によっては2時間以上臥床しないで上半身を起こしておく必要がある（図1）．

また，近年胃内に注入する栄養剤などをゲル化することで逆流を予防する方法が行われている．蟹江[2]は寒天を使って栄養剤を固形化して注入する方法を紹介し，広く活用されるようになっている．栄養剤や白湯など注入する液体200mLにつき寒天1gの割合でゲル化するが，栄養剤の種類によりゲル化の度合いが異なるので適合割合を調節する必要がある．OE法，OG法であれば，使用するチューブが太くてもよいので注入器で入れることは可能であるが，NE法，NG法などで細いチューブを使う場合には，注入操作自体が難しい．この場合は，ペクチンを先に注入してから栄養剤を注入して胃内の反応により凝固させる方法（ジャネフREF-P1®）[3]）や，栄養剤に増粘剤を混ぜて注入する方法[4] が紹介されている．この場合は，注入物を小分けにして増粘剤を混ぜ，とろみが強くなる前（混入後とろみがつくまでの時間差利用）に注入器で注入する．

ここがポイント

- 増粘剤や栄養剤の種類によってとろみのつき方に違いがあるため，事前に調整してみる必要がある．
- とろみの強さは対象患者の胃食道逆流の程度にもよるので，対象者に合わせた適切な形態を加減する必要がある．

下痢の予防

下痢も起こりやすい合併症の一つで，栄養剤の濃度，注入速度，栄養剤の種類などが影響していると考えられる．それらを工夫するほかに，上述した栄養剤のゲル化や食道内注入が有効な場合がある．

適応や注入速度，終了後の座位保持時間などの実施方法については医師と相談してから行う．

チームメンバーとの情報共有の一例

経管栄養の注入開始・終了，薬の注入の有無をチームメンバーで共有する方法の一例を紹介する．

経管栄養の注入時間は，1日の注入回数により計画的に決められることが多い．内服薬の注入は，栄養剤や白湯の注入前に入れる場合と終了後に入れる場合がある．聖隷三方原病院では，経管栄養開始時にイリゲーターなどとともに「終了後に白湯○○mLと薬を注入」と書いた札を架けている．

内服薬は，患者と内服薬の確認を行ったうえで，あらかじめ簡易懸濁法[5]などで溶解しておけるものは，記名した注入器に入れてトレイに用意しておく．こうしておけば，栄養剤の注入終了時に対応した看護師が誰でも適切に，白湯や薬の注入ができる．

そして，経管栄養がすべて終了したときには，

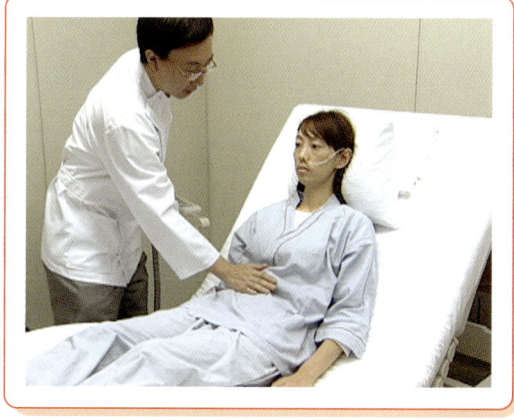

図1 注入中・後の姿勢 DVD▶30
最低30分は臥床しないようにする．

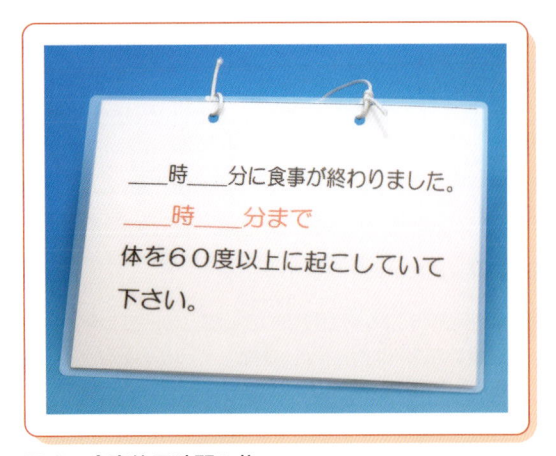

図2　食事終了時間の札
チームメンバーの誰もが食事の終了時間・座位保持時間をわかるように架けておく．

終了時間と座位保持時間を書いた札を架けておく（図2）．こうすると，ケアに入ったほかの看護師や，ベッドサイドリハビリテーションで訪れた訓練士などのチームメンバーとの情報共有が可能となる．

基本的な経管栄養のリスク

注入スピード

経管栄養の注入スピードは，一般的には400～600Kcal/600～800mLを1,2時間かけて注入されていると思うが，医学的に確立された方法があるわけではない．患者の状態によっては注入速度を速くすることもできれば，より時間をかけて注入しなければならない場合もある．より短時間に終了することができれば介護やリハビリテーションの時間をより多くとることができ，QOLの視点からは望ましい．しかし，いたずらに早くすると嘔吐や下痢，高血糖，ダンピング症候群などをきたすリスクがある．医師と相談しながら注入の導入時はゆっくり，維持期に入れば観察・評価しながら早めにして最適な注入時間を探ることが望ましい．

さて，経管栄養剤には非常に多くの種類がある．表1[6]に現在使用されている経管栄養剤の分類とその特徴[6]をまとめた．この表に示してある消化態栄養剤（エレンタール®：味の素など）は成分栄養剤ともよばれ，消化が不要で腸にゆっくり注入（通常は1kcal/mLに調整した状態で60～100mL/時の速度で注入ポンプを利用したりしてゆっくり注入）することによってすばやくそのまま吸収される．しかしこれを知らずに通常の半消化態栄養剤と同じように1,2時間で注入すると大変危険である．

注入時の諸問題

チューブを自己抜去する危険のある患者の場

表1　自然食品流動食，半消化態栄養剤，消化態栄養剤の特徴

	自然食品流動食	半消化態栄養剤	消化態栄養剤
三大栄養素 窒素源 糖質 脂肪	蛋白 蛋白 多い	蛋白 デキストリン やや少ない	アミノ酸 ペプチド デキストリン 極めて少ない
繊維成分 味・香り	（＋） 良好	（－） 比較的良好	（－） 不良
消化 投与経路 溶解性 残渣	必要 食道，胃 不良 多い	必要 食道，胃 比較的良好 少ない	不要 十二指腸 良好 ほとんどなし
浸透圧	低い	低い	高い

（岩切佳子：経腸栄養剤の種類と成分[6]より一部改変）

合，チューブを抜去した際に栄養剤は口腔や咽頭に流れ誤嚥する場合もある．このような患者には監視しながら注入を行うことになるが，監視していてもチューブ抜去のリスクが高い場合などは，施設によっては注入するときに抑制したり指が自由に使えないような手袋をはめて危険回避対策としているのが現状であろう．この場合は患者・家族に十分説明して納得してもらったうえで実施しなければならない．

また，自己抜去しなくても，栄養剤注入により唾液分泌が増え，唾液誤嚥により咳込み，その刺激でチューブが自然に抜けてくるということもあるので，注意する．

さらに患者のなかには長い注入時間に飽きたり，認知の問題から自分で勝手に注入スピードを早めたりする人もいるので，経管栄養法についてよく説明して理解してもらうことは当然だが，患者の様子を油断なく，よく観察することも大切である．

嚥下障害が重度であると，注入途中に痰や口腔・咽頭の分泌物量が増えることがある．呼吸状態が悪化してくる場合は，痰や分泌物を咳で喀出してもらったり，吸引をしなければならないこともある．咳や吸引の刺激の際にいちばん怖いのが注入物を嘔吐することである．注入は止め，吸引は慎重になるべく刺激を少なく，催吐反射を起こさないように配慮して行う．上体を起こすか，や側臥位にするなどの工夫をしたり，もし嘔吐した場合でも安全な対応ができるように配慮する必要がある．

経管栄養剤に含まれる栄養素の問題

各栄養剤には微量元素や塩類含有量などが異なることに配慮が必要である．ナトリウム含有量が少ない栄養剤を長期投与して低ナトリウム血症をきたす場合があるし，高齢者の場合は，総投与カロリーを低く設定すると，結果的に低ナトリウム血症となりやすい．栄養剤によっては亜鉛や銅などの微量元素が不足してくる場合もある．

また，病態に応じて特殊な組成の栄養剤があり，疾患管理に利用され，合併症の発生リスクを低下させる．糖尿病に対してはグルセルナ－EX®，呼吸不全にはプルモケア®，腎不全にはリーナレンMP®，レナウェル3®など，肝不全に対してはアミノレバンEN®，ヘパンED®などが発売されている．経管栄養を行う場合にはこれら経管栄養剤の知識が不可欠であり，これを知らないで行うことは大変なリスクを伴う．

栄養剤に関してより詳しく知りたい場合は，静脈経腸栄養年鑑[7]や各栄養剤に添付されている文書を参照していただきたい．

注入時の体位や経管栄養剤のゲル化（半固形化）注入法についてなどは文献2，4，8）を参照願いたい．

■ 文献
1) 藤島一郎：脳卒中の摂食・嚥下障害．第2版．医歯薬出版；1998．p.122-124．
2) 蟹江治郎：経腸栄養剤固形化によるPEG後期合併症への対策．臨牀看護 2003；29(5)：664-670．
3) 稲田晴生，金田一彦，山本孝之ほか：胃食道逆流による誤嚥性肺炎に対する粘度調整食品REF-P1の予防効果．JJPEN 1998；20(10)：1031-1036．
4) 合田文則：胃瘻からの半固形短時間摂食法ガイドブック 胃瘻患者のQOL向上をめざして．医歯薬出版；2006．p.9-45．
5) 藤島一郎監，倉田なおみ編：内服薬 経管投与ハンドブック．第2版．じほう；2006．p.5-8．
6) 岩切佳子：経腸栄養剤の種類と成分．
   http://www.tokyo-kasei.ac.jp/~ichimaru/newcurriculum/clinicalnutrition/datafiles2002/CNA06511759.htm
7) ジェフコーポレーション編：静脈経腸栄養年鑑2008～製剤・器具一覧．ジェフコーポレーション；2008．
8) 藤島一郎：質疑応答 リハビリ 経管栄養と誤嚥性肺炎．日本医事新報 No.4399（2008年8月16日号）．p.94-95．

3 経管栄養チューブのリスクマネジメント

経管栄養チューブの太さと嚥下機能

NG法では，留置するチューブはなるべく細いサイズを選んで，患者の鼻腔・咽頭に与える違和感や粘膜の圧迫などを減らす．特に，摂食・嚥下訓練を進めるときには8〜10Fr.程度のものを選ぶことが望ましい．

太いチューブは喉頭蓋の動きを阻害したり，違和感が強く，唾液などの誤嚥を引き起こす危険性がある．また，チューブを留置していると分泌物が付着して鼻腔や咽頭が汚染したり，チューブの固定により鼻の皮膚や鼻腔・咽頭の粘膜を損傷したりすることもある．

大野ら[1]は，チューブ抜去前後の変化として，喉頭蓋反転改善，咽頭残留改善，食塊通過改善，誤嚥改善，嚥下可能になったものが認められたと報告し，その要因にチューブが太い場合と咽頭でチューブが交差して留置されている場合に影響を及ぼしやすいとしている．

経管栄養チューブの汚染と交換

栄養物の残渣などがチューブ内に付着している場合は，ベリチームカプセル®（蛋白分解酵素の入った消化剤）を微温湯で溶いた上澄み液を充填させておく方法がある．また，チューブの内腔をきれいに保つ方法として，栄養剤の注入終了後に食用酢の10倍希釈液をチューブ内に充填する方法があり，これは安価で有効な方法である[2]．

チューブの交換頻度は，チューブの材質に影響される．ポリ塩化ビニル製は，長期留置により硬化，変色することがあるため，1週間ごとに交換が必要とされている．ポリウレタン製とシリコン製は，長期使用による硬化はなく，通常2週間ごとに交換している場合が多いが，根拠は不明である．

経管栄養チューブの管理方法（間欠的方法の場合）

OE法に使用するチューブは，注入終了後は抜去して洗浄することができる．基本的には食器と同じ扱いとして，中性洗剤で洗浄したあと，湯で洗い流してから乾燥させる．乾燥にあたっては，よく振ってチューブ内の水を出してから，乾燥させておく．

シリコン製のチューブは撥水性があり，乾燥しやすい．しかし，乾燥が難しい場合は消毒薬に浸漬させておく．チューブは正常粘膜への接触であるため，中水準消毒（人畜に対して有害な微生物または目的とする微生物のみを殺滅する）でよい．0.02％次亜塩素酸ナトリウム液に，内腔に薬液が入るようにして浸漬し，その後，使用直前に薬液から引き上げて洗浄する．

■ 文献
1) 大野綾，藤島一郎，大野友久ほか：経鼻経管栄養チューブが嚥下障害患者の嚥下に与える影響．日摂食嚥下リハ会誌 2006；10(2)：125-134．
2) 加藤幸枝：PEGカテーテル内腔汚染の対策．在宅医療と内視鏡治療 2001；5：9-13．

第7章 吸引におけるリスクマネジメント

　摂食・嚥下障害患者は誤嚥や窒息のリスクが高いため，いつでも吸引ができるような環境を整えておくことが望ましい．しかし，明確な目的や方法を考慮しないで吸引を実施することは，患者の苦痛だけでなく合併症を誘発するおそれがある．
　ここでは，吸引の目的を明確にしてから，実際のリスクマネジメントについて解説していく．

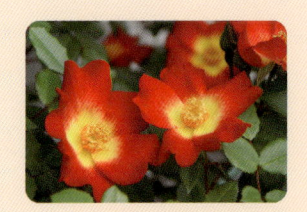

1 吸引におけるリスクマネジメント

吸引は技術的にはそれほど難しくなく，日常的に行われる医療手技の一つであり，看護師の裁量で実施されているのが現状である（医師を対象とした技術書には吸引手技に関する記載はほとんど見あたらない）．

吸引チューブの選択や吸引圧の値，実施手順など，どの施設でも標準化された手技を実施しているようにみえるが，感覚的な対応となっていることも少なくない．

吸引は，生体に対して侵襲を生じうる医療行為である．吸引の目的を明確にしてから，適切な手技（圧の数値を目視し厳密に実施するなど）で対応しなければ，患者の苦痛を誘発するだけでなく，合併症の誘発にもつながる可能性がある．特に，脳出血や動脈瘤などの急性期においては，急激な血圧上昇に遭遇することもある．二次的な合併症併発の可能性も考慮し，合併症が併発された際に，適切な対処ができるかどうかも踏まえて，吸引を行う必要がある（表1）．

吸引の目的

吸引の目的は，気道の確保と誤嚥性肺炎の予防である（表2）．

気道の確保は，生体に必要な酸素を取り込むために必要である．低酸素の原因が気道内分泌物や異物であり，自力喀出が困難な場合は，吸引が第一選択となる．危険な状況かどうかを判断する際は，低酸素状態としての徴候である顔色不良，チアノーゼ，呼吸困難などを観察する．実際の評価は，経皮的酸素飽和度測定や侵襲のある行為として血液ガス分析などが行われる．

気道内の異物は，気道確保の問題だけでなく，

表1　吸引による合併症

呼吸器系	鼻咽腔・気管・気管支粘膜などの損傷 低酸素状態，低酸素血症 呼吸停止 咳嗽誘発などに伴う疲労 上気道の攣縮（スパズム） 無気肺，気胸など
循環器系	不整脈，頻脈，徐脈 血圧上昇 冠動脈攣縮（虚血性心疾患） 心不全の誘発・増悪
その他	疼痛・不快刺激（拒否，せん妄） 嘔吐の誘発 頭蓋内圧上昇，脳出血の誘発 他者への感染

表2　吸引の目的

気道の確保（無気肺の予防）
- 気道内に溜まった痰などの分泌物の除去
- 気道内の異物の除去

誤嚥性肺炎の予防
- 誤嚥する可能性のある咽頭残留物の除去
- 口腔〜咽頭に残留した食塊を自力喀出できない場合での除去手段

無気肺の原因となる．さらには異物自体が肺炎・膿胸などの原因となることもあるため，早急に除去することが必要である．

たとえ少量の誤嚥物であっても，そこに含まれている細菌量やpHなどによってはすぐに炎症症状を呈する可能性がある．胃液など酸性度の強い物質の吸引により起こる肺炎はメンデルソン症候群ともいわれ，肺のダメージも強く難治性である．

ここがポイント

- 常に吸引に頼るしか方法はないのか，将来自力喀出をめざすのかなど，十分考慮して導入することが望ましい．
- 吸引は自力喀出が困難なケースに限って行うなどの考慮も必要である．

吸引の経路・方法

吸引の経路は，経口，経鼻，経管の3つがある（表3）．またそれぞれの吸引時での局所麻酔の使用方法については表4にまとめた．

気管内吸引時の潤滑剤としてキシロカインスプレーを使用すると，リドカイン本来の副作用に加え，1）気管内チューブのカフ部分の破損およびチューブのマーキングが消失することがある，2）噴霧を繰り返すことで液が内腔に付着し，かえって滑りを悪くする，などの問題が生じる可能性がある[3,4]．

経口

経口からの吸引は，咽頭後壁までは比較的直視下で安全に挿入可能となる．ただし，咽頭の感覚がよく，咽頭反射（gag reflex）などを生じる場合は適さない．

経鼻

経鼻からの吸引は，開口障害や開口拒否があっても実施できる．ただし，鼻腔内を損傷させる危険性があるので注意を要する．

経管（気管切開カニューレ，挿管チューブ）

経管での吸引は，安全・確実に気管内まで挿入できる．ただし，不用意な実施による気道損傷の危険性がある．

ここに気をつけよう

- レティナカニューレでは気管後壁の損傷に注意する．
- カニューレの長さを考慮して，カニューレより外（気管内）へ無理に挿入しないように工夫する．

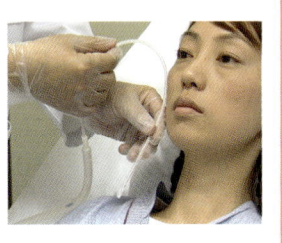

吸引圧

吸引圧は吸引する部位によって，適宜調整する必要がある．粘膜損傷の予防などを踏まえると100～150mmHg（16～20kPa）程度が望ましい．粘膜損傷に細心の注意が必要な場面は表5のとおりである．

表3 吸引の部位と経路

部位	経路
口腔内	経口
中～下咽頭	経口・経鼻
気管内	経管 ※経口・経鼻では汚染の原因となるため，通常の摂食・嚥下障害患者には行わない

表4 局所麻酔の使用方法

経口	麻酔は必要ない
経鼻	挿入時の違和感を軽減するために適宜使用してもよいが，過剰な麻酔の使用は嚥下機能に悪影響を及ぼす可能性がある
経管	挿入を容易にするために潤滑剤として使用することは推奨されない．潤滑剤としては，シリコンオイルなどを使用することが望まれる．

表5 粘膜損傷に細心の注意が必要な場面

- 抗凝固療法，抗血小板療法を実施している場合
- 血小板減少，血液凝固異常，DIC（播種性血管内凝固症候群）などを合併している場合

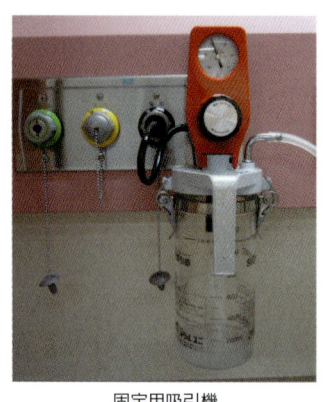

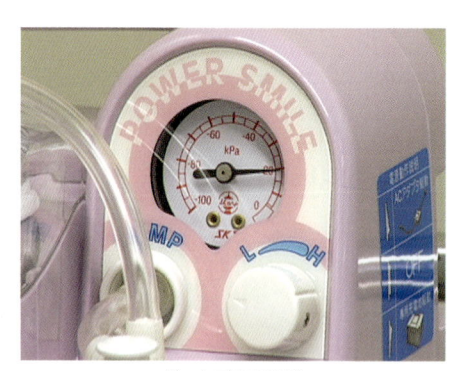

固定用吸引機　　　　　　　　　ポータブル吸引機　　　　　　　圧力単位換算表

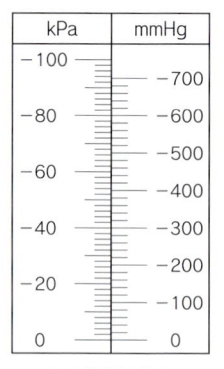

図1　吸引装置と圧力単位換算表

　吸引圧は吸引装置で調整することが可能である．ただ，装置によっては，単位が異なることもあるため，利用する装置を確認してから実施する必要がある（**図1**）．

　また，吸引時は圧だけでなく時間にも注意する．通常，1回の吸引時間は10～15秒を目安に行う．

> **これはやってはダメ**
> - 吸引チューブが，目的の場所に到達するまでは不用意に吸引圧をかけない．
> - 陰圧の状態で粘膜を損傷させないためには，一カ所に圧をかけてはいけない．チューブを回したりするなどの工夫も必要である．

リスクマネジメントの実際

衛生管理面

- 吸引チューブは使い捨てが原則である．汚染されたチューブを使い回すことはしない．
- 鼻腔内汚染がある場合は，可能な限り除去してからチューブを挿入する．
- 吸入手技を行う前は，必ず手洗いをし，手袋を装着したうえで行う．

カフ上部の吸引

- ボーカレイド®などのカフ上部に吸引装置がついている挿管チューブでは，気管内に流入した誤嚥物がカフ上に残留した場合，それらを除去することができるため，カフ下の下気道への誤嚥予防につながる．

患者の苦痛の軽減

- 経皮的酸素飽和度モニター（パルスオキシメータ）を用いながら吸引操作を行うことは，過度な負担（低酸素状態など）の予防につながる（**図2**）．
- 吸引前に，呼吸リハビリテーションを実施して，誤嚥物や分泌物などの除去が必要な物質をできる限り気道の中枢側に集めておく．そうすることで吸引が短時間で確実に行える．

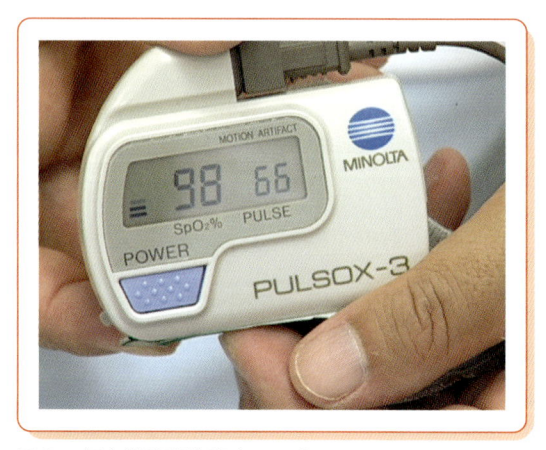

図2　経皮的酸素飽和度モニター

1 吸引におけるリスクマネジメント

- 吸引は疼痛を伴う侵襲のある行為であることを念頭に，実施に際しては声かけを適宜行う．

> **ここに気をつけよう**
> - 吸引中に血性の痰を引いたら，その出血源がどこから生じたか，止血可能なものかを確認する．
> - 出血の量が多い場合は，気道狭窄や閉塞の危険性があるため，適宜評価することが重要である．

- 加湿を十分に行うことで口腔内や鼻腔内乾燥の軽減がなされ，チューブの挿入がスムーズに行える．

催吐反射が出現した場合の対応

- 刺激となっている吸引を中止する．
- 嘔吐物の誤嚥を予防する体位（シムス位など）をとる．
- 誤嚥を予防するように，さらなる反射を誘発しないように愛護的操作で吸引を行う．

吸引時に酸素飽和度が低下した場合の対応

- 吸引を中止して深呼吸などを促す．
- 回復しない場合は，酸素投与や投与酸素濃度の変更なども考慮する．
- 窒息や気道閉塞を起こしている可能性がある場合は，喉頭鏡をかけたり，気管支ファイバーなどによる直視下での吸引に切り替える．

吸引瓶の管理

- 吸引瓶が，ベッドサイドに置いてある場合は，血性痰などの内容物で不快を感じさせないような工夫をすることが必要である．
- ただし，吸引を実施する際は，吸引物が適宜見える状態にしておくことも重要である．

吸引チューブの選定と活用方法

- チューブは，どこを通すか（経鼻の場合は細いものなど），吸引物が何か（粘性が強いものや大量の吸引が必要な場合は太いもの）などを考慮して選定する（表6）．
- チューブの側穴を活用し，挿入時は適宜チューブを回転させ，全方向の吸引を行うようにする（図3）．また，チューブに痰などを巻き付けて

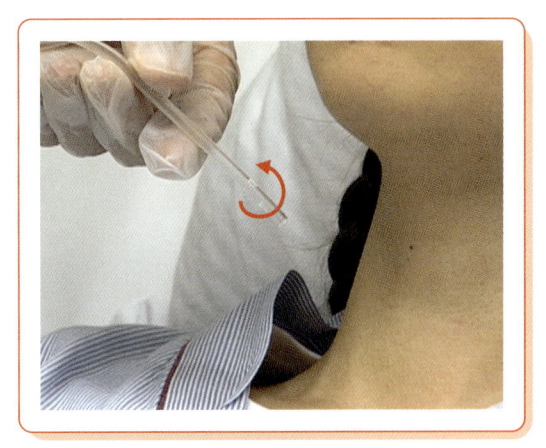

図3 チューブの側穴を利用した吸引
チューブを回転させることで全方向の吸引が可能となる．

表6 吸引チューブの選定の目安

		利点	欠点
太さ	太い	大きい塊の吸引が可能 一度に大量の吸引が可能	挿入時の負担が大きい
	細い	鼻道が細くても挿入が容易	少量ずつしか吸引できない
硬さ	硬い	トルクがかかりやすい とぐろを巻きにくい	鼻粘膜や鼻咽喉後壁が損傷しやすい
	柔らかい	挿入時の損傷が軽減する （易出血者への使用は慎重に対応する）	とぐろを巻きやすい

※対象者の体格や鼻咽喉汚染状況，吸引物の性状や量，出血傾向なども考慮して選定する必要がある．カテーテルの太さは気管チューブの1/2以下が原則．

引き上げることも有効である．

患者・家族への指導

- 唾液の分泌が多く，自己吸引を行う場合は，経口から排唾管を用いて実施することになる．その際は，吸引圧，吸引位置，吸引時間などをわかりやすく指導する．

> **ここがポイント**
> 自己吸引を必要とする患者に吸引位置を指導するときは，鏡を用いて行うとよい．

- 気管切開患者の吸引は，特に清潔操作を心がける必要がある．

■ 文献

1）日本呼吸療法医学会コメディカル推進委員会気管吸引ガイドライン作成ワーキンググループ（森永俊彦，鵜澤吉宏，宮地哲也ほか）：気管吸引のガイドライン（成人で人工気道を有する患者のための）．2007．
http://square.umin.ac.jp/jrcm/page021.html
2）羽生朗子ほか：吸引カテーテルの潤滑性の検討．麻酔 2004；53：998-1002．
3）樫山鉄矢：気管内吸引．Medicina 2008；45：314-319．
4）キシロカインポンプスプレー8％添付文書．アストラゼネカ；2009（6月改定）．

第8章

摂食・嚥下障害患者の服薬とリスクマネジメント

　摂食・嚥下障害を疑われた患者はすでに何らかの薬剤を投与されていることが多い．そのような場合，今までの内服方法でよいのか迷うことはないだろうか．また，摂食・嚥下機能に影響を及ぼす薬剤もある．

　ここでは，摂食・嚥下障害患者と服薬方法について，リスクマネジメントの視点から解説していく．

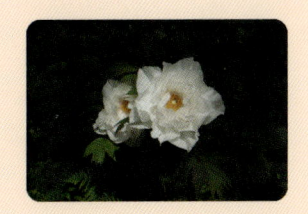

1 具体的な服薬方法と適応

摂食・嚥下障害をもつ患者が服薬するとき，どの服薬方法が最も安全で有効であるかを見極めるのは，摂食・嚥下障害を専門にしている医療従事者にとっても難しい問題である．摂食・嚥下障害患者全員に同じ方法が適しているとは限らない．患者個々の摂食・嚥下障害のグレード（表1）に合った服薬方法を選択することで，薬の誤嚥や残留を防ぎ，安全で有効な服薬ができると考えられる．

患者の摂食・嚥下障害のグレードを正確に把握し，服薬方法を決定するには嚥下内視鏡（VE）や嚥下造影（VF）などの検査が必要になってくる．検査結果により検査施行者が服薬方法を選択することが望ましい．時には模擬薬剤を使用して錠剤・散剤が嚥下できるか，残留・誤嚥がないかを見極めることもある（表2）[1]．

表1 摂食・嚥下能力のグレード（嚥下障害グレード）

Ⅰ 重症 （経口不可）	1	嚥下困難または不能，嚥下訓練適応なし
	2	基礎的嚥下訓練だけの適応あり
	3	条件が整えば誤嚥は減り，摂食訓練が可能
Ⅱ 中等症 （経口と補助栄養）	4	楽しみとしての摂食が可能
	5	一部（1～2食）経口摂取が可能
	6	3食経口摂取プラス補助栄養が可能
Ⅲ 軽症 （経口のみ）	7	嚥下食で3食とも経口摂取が可能
	8	特別に嚥下しにくい食品を除き，3食経口摂取が可能
	9	常食の経口摂取が可能，臨床的観察と指導を要する
Ⅳ 正常	10	正常の摂食・嚥下能力

（1993年に藤島一郎により開発された評価基準）

表2 薬剤が残留しやすい場所

口腔	舌下，口腔前庭（歯茎と頬の間）
咽頭	梨状窩（左，右），咽頭蓋谷
食道	第二狭窄部（食道が気管支，大動脈と交叉する部位）の上部，下部食道括約筋の上部

（藤島一郎監，倉田なおみ編：内服薬 経管投与ハンドブック．第2版．じほう；2006．p.74[1]）より）

VEやVFなどの専門的な検査ができない場合は，反復唾液飲みテストや改訂水飲みテストなどのスクリーニングを行って，患者の摂食・嚥下障害の程度を把握すべきである．検査をせずに服薬方法を決定することは，薬を誤嚥したり，薬が口腔粘膜や食道に残留して潰瘍を形成したり，薬効が得られなかったりというデメリットを患者が被ることとなる．

また，摂食・嚥下障害患者にとって水は最も誤嚥しやすいものである．「薬だから大丈夫」とか「少量の水なら大丈夫」という認識は捨て，薬も誤嚥する可能性のあるものだと認識することが重要である．

内服方法の選択

摂食・嚥下障害が疑われたとき，患者はすでに何らかの薬剤を投与されていることが多い．まだ摂食・嚥下障害のスクリーニングや検査が行われていない段階でも，内服薬は継続していることが多く，現場で薬の内服方法に迷うことが多々あると思われる．そんな場合に安全な内服方法を誰でもすぐに選択できるようにフローチャートを作成した（図1）．これは聖隷浜松病院NST嚥下グループが作成したフローチャートをもとに，広く使

1 具体的な服薬方法と適応

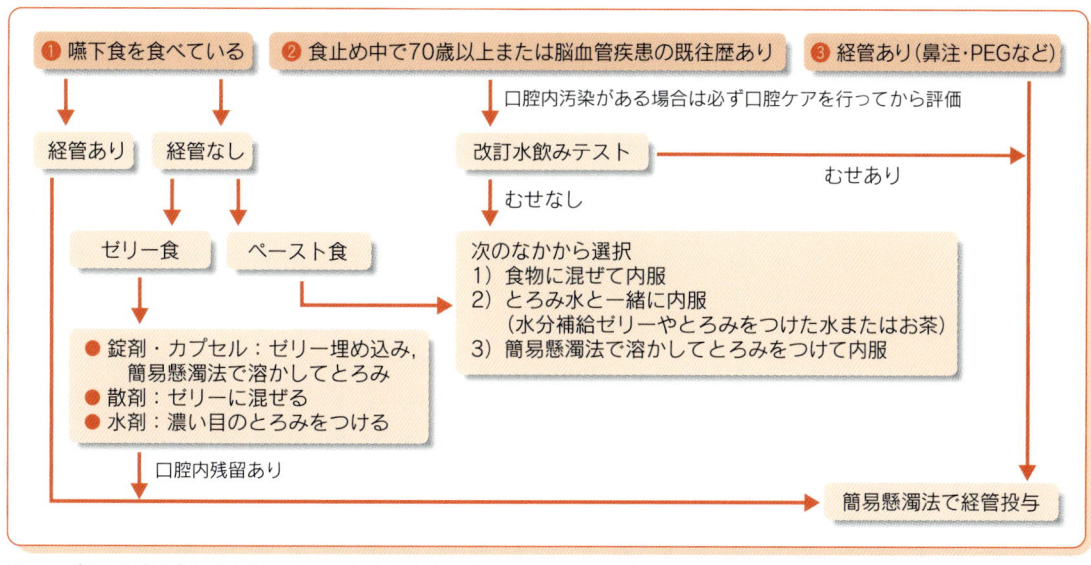

図1 内服方法選択のフローチャート (聖隷浜松病院 NST 嚥下グループ作成のフローチャートを一部改変)

フローチャートの内容:

① 嚥下食を食べている
- 経管あり → 簡易懸濁法で経管投与
- 経管なし → ゼリー食 / ペースト食
  - ゼリー食：
    - 錠剤・カプセル：ゼリー埋め込み、簡易懸濁法で溶かしてとろみ
    - 散剤：ゼリーに混ぜる
    - 水剤：濃い目のとろみをつける
  - 口腔内残留あり → 簡易懸濁法で経管投与

② 食止め中で70歳以上または脳血管疾患の既往歴あり
- 口腔内汚染がある場合は必ず口腔ケアを行ってから評価
- 改訂水飲みテスト
  - むせあり → 簡易懸濁法で経管投与
  - むせなし → 次のなかから選択
    1) 食物に混ぜて内服
    2) とろみ水と一緒に内服（水分補給ゼリーやとろみをつけた水またはお茶）
    3) 簡易懸濁法で溶かしてとろみをつけて内服

③ 経管あり（鼻注・PEGなど） → 簡易懸濁法で経管投与

用できるよう筆者が改変したものである．

まず，摂食・嚥下障害患者の食事の状態により，開始点を以下の❶，❷，❸に分けた．
❶ 嚥下食を食べている
❷ 食止め中で70歳以上または脳血管疾患の既往歴あり
❸ 経管あり（鼻注・PEGなど）

開始点 ❶

経管がなく，嚥下食を食べている場合は，嚥下食のレベルによって内服方法のレベルも変える．ゼリー食を食べている患者では，錠剤・カプセルの場合は，ゼリーに埋め込んで丸のみするか，簡易懸濁法で溶かして濃い目のとろみをつける．カプセルが脱カプセルできるようなら（薬剤師に確認する），ゼリーに混ぜて飲ませる．散剤はゼリーに混ぜて飲ませるか，溶かして濃い目のとろみをつける．水剤は濃い目のとろみをつける．

ペースト食を食べている患者では，次の3つのうちから最も適した方法を選択する．1) 食物と混ぜて内服する，2) とろみ水と一緒に内服する，3) 簡易懸濁法で溶かしてとろみをつけて内服する．とろみ水は市販のとろみ調整食品を使用してもよいし，水分補給ゼリーなどでもよい．

これらの内服方法で口腔内残留や誤嚥が認められるようなら，経管からの投与に切り替えたほうがよい．

開始点 ❷

食止め中の内服方法の選択が最も難しいが，改訂水飲みテストを行い，むせがあるようなら経口からの内服は避け，経管を挿入して簡易懸濁法で投与する．むせがなければ次の3つのうちから患者に最も適した方法を選択する．1) 食物と混ぜて内服する，2) とろみ水と一緒に内服する，3) 簡易懸濁法で溶かしてとろみをつけて内服する．

経口からの内服が難しく，経管も留置できない場合は，内服薬を注射薬に切り替えるか，経口から内服できるようになるまで内服薬を一時中止する．どちらを選択するかは薬の内容による．

開始点 ❸

経鼻経管・PEG などがあれば，簡易懸濁法で経管から薬を注入する．

どの内服方法を選択するかはそれぞれの患者によって異なるが，基本的に現在摂取している食事に順ずる形態で内服するのが望ましい．

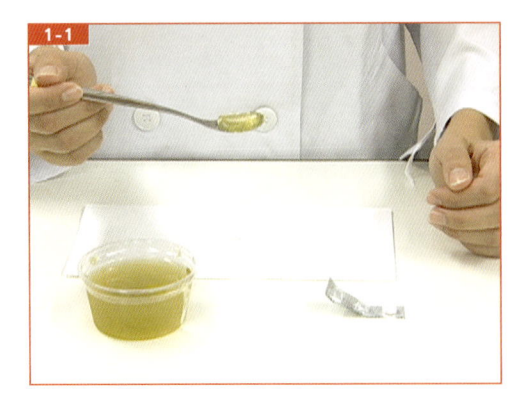

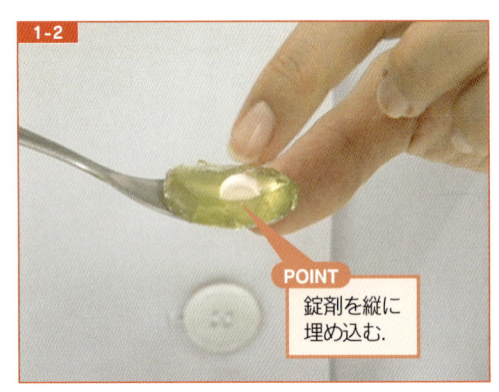

1 ゼリーに埋め込む方法

- ゼリーに埋め込むと錠剤のままでもつるりと丸のみできることが多い.

【対象】
- ゼリー食を食べていてゼリーの丸のみができる人.
- VF，VEで梨状窩などに残留を認めない人.

【方法】
① スプーンでゼリーをスライス型にすくう.（1-1）
② 錠剤を縦に埋め込む.（1-2）
- 摂食・嚥下障害の程度によって異なるが，かなり大きな錠剤でもこのようにすることで飲み込むことが可能となる.
③ 口に入れ，奥舌にのせる.
④ 嚥下（丸のみ）.

POINT 錠剤を縦に埋め込む.

🅿 ここがポイント

- 錠剤のままなので薬を粉砕したときに生じる味やにおいに注意をはらう必要がない.
- 砕いたゼリーではゼリーと錠剤が分離しやすく，錠剤が口腔・咽頭に残留してしまうリスクが高くなる.

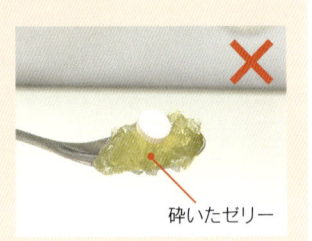

砕いたゼリー ✕

2 食物に混ぜる方法

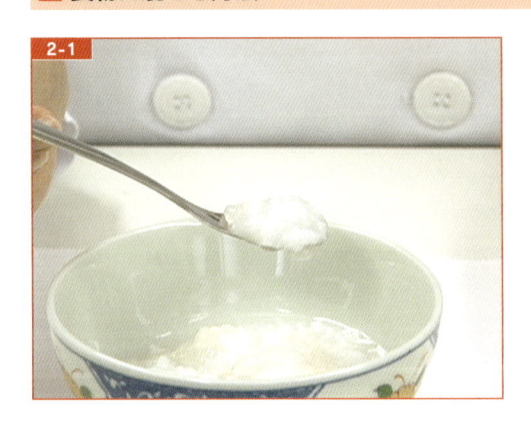

【対象】
- ゼリー食，ペースト食を食べている人.
- 粥が食べられる人.
- 散剤の場合（特に錠剤が飲み込めないとき）.

【方法】
① 食物をスプーンですくう.（2-1）
② 錠剤が隠れるように埋め込む.
- 散剤は食物に混ぜる.（2-2）

1 具体的な服薬方法と適応

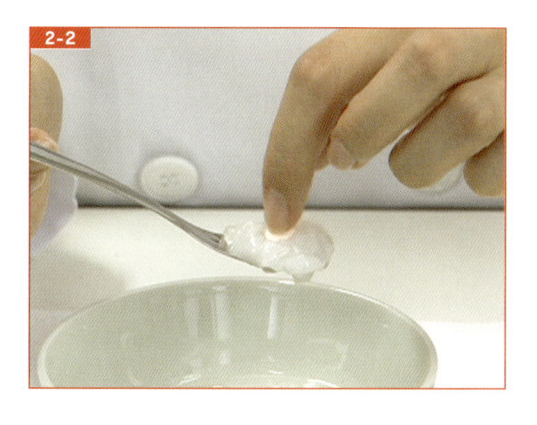

❸ 口に入れる．
❹ 嚥下．

> ✋ **これはやってはダメ**
>
> 散剤を食物全体に混ぜてしまうと，味が変わってしまったり，全部食べきれないことがあるため，一部分に薬を混ぜるようにする．

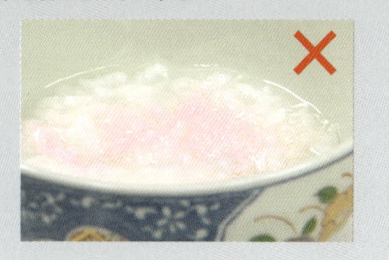

3 とろみ水で飲む方法　DVD▶㉞

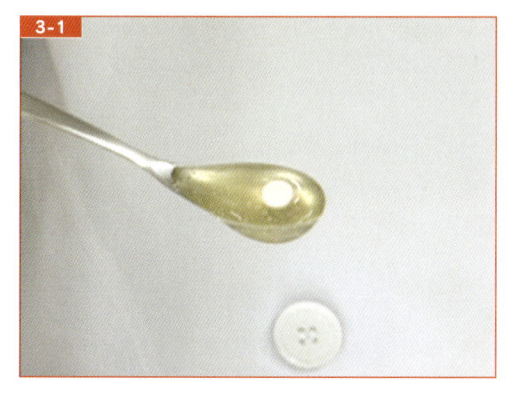

- とろみ水には，1）とろみ調整食品で水分にとろみをつけたものと，2）市販されているもの（水分補給ゼリーや服薬補助ゼリーなど）とがあり，どちらを使用してもよい．
- とろみをつける方法は，「とろみのつけ方」の項（p.74）を参照．

【対象】
- 水分にとろみが必要な人．
- とろみをつけた水分を誤嚥しない人．
- スクリーニング実施前で摂食・嚥下障害が疑われる人．

【方法】
❶ 錠剤・散剤を口に入れ，とろみをつけた水分を飲む．
- または，とろみ水と一緒に薬を口腔内に入れる．（3-1）
※とろみ水，薬のどちらを先に口に入れるかはそれぞれの患者に合わせる．
❷ 嚥下
❸ 口腔内に薬が残留しないよう，数回とろみ水を飲む．
❹ 口腔内に薬が残っていないか観察する（図2）．

> **P ここがポイント**
>
> - 散剤でむせる人は散剤をとろみ水と混ぜてから内服させる．
> - コップでとろみ水を飲むと一口量が多くなってしまうので，吸い飲みを使用するとよい．

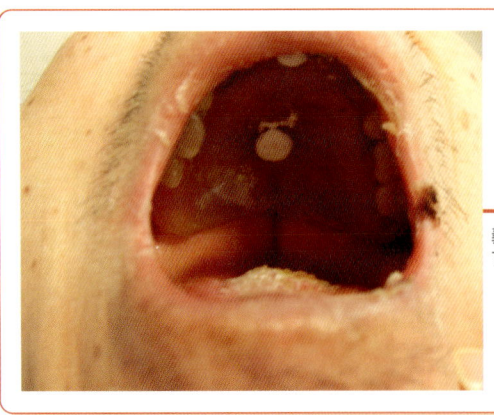

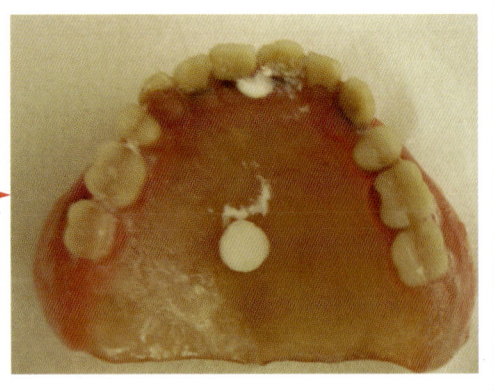

図2 薬剤の残留例
摂食・嚥下障害が疑われ，絶食中の患者．内服薬をとろみ水で飲ませたが，口腔内（義歯）に薬が付着したままであった．

4 簡易懸濁法で溶かしてからとろみをつける方法

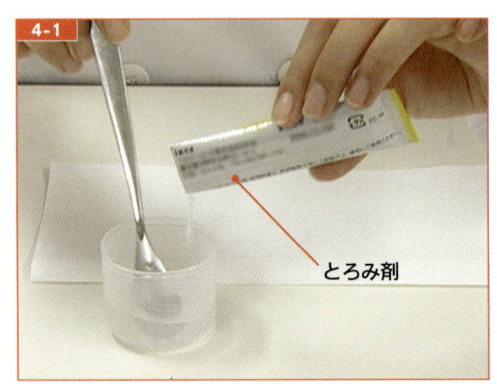

とろみ剤

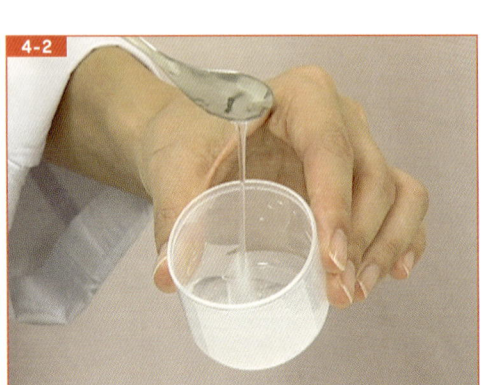

【対象】
- 錠剤を嚥下するのが困難な人．
- 薬や食物が口腔内や梨状窩などに残留しやすい人．
- 水分にとろみが必要な人．
- とろみをつけた水分を誤嚥しない人．

【方法】
❶ コップなどの容器に1回に服用する薬を入れる．
❷ 55℃の温湯を約20mL入れて，錠剤が崩壊・懸濁するのを待つ（最長10分）．
※簡易懸濁法の詳細はp.103を参照．
❸ 錠剤が崩壊・懸濁したら，とろみ調整食品を入れてとろみをつける．（4-1・2）
❹ コップの中身をすべて飲む．

これはやってはダメ
簡易懸濁法で溶けない薬では行えない．

ここがポイント
- 苦味のある薬剤の場合は，患者が拒薬してしまうことがあるので，薬剤師に事前に確認する．
- 漢方薬など1回量の多い散剤は口腔内に残留しやすいので，溶かしてとろみをつけると残留なく嚥下できる．

■ 文献
1) 藤島一郎監，倉田なおみ編：内服薬 経管投与ハンドブック．第2版．じほう；2006．p.74．
2) 聖隷三方原病院嚥下チーム：嚥下障害ポケットマニュアル．第2版．医歯薬出版；2004．
3) 高久史麿，矢崎義雄監：治療薬マニュアル2009．医学書院；2009．

2 簡易懸濁法

DVD▶㊱

栄養チューブや胃瘻，腸瘻から薬を投与する場合，当然，錠剤のままではチューブを通過しない．そこで錠剤をつぶして粉状にした薬を水に入れて投与する．しかし，薬を水に入れたときにどうなるかという情報が全くないまま実施されているので，さまざまな問題が発生している．ここでは錠剤をつぶして投与することの問題点と，それに代わる新しい経管投薬法である簡易懸濁法について解説する．

錠剤をつぶして投与するときの問題点

錠剤粉砕の場合，図1に示すように，医師は処方箋に"つぶし"の指示をし，その処方箋を受けた薬剤師は，振り替える水剤，散剤がなければ錠剤を粉砕して粉状に調剤する．介護者・看護師は，その粉状の薬を水に入れて懸濁してシリンジに吸い取り，チューブに注入している．

粉砕調剤するときの問題点

粉砕調剤時に発生する問題点を表1に示す．安定性が損なわれたり，配合変化が起こったりすることにより調剤時にも投与量のロスが生じ，処方量の100％が確実に投与されることは少ない．

投与するときの問題点

薬が粉末状であっても水に混ざらなかったり，細粒剤が発泡スチロールのように水に浮いてしまうことがある（図2）．これら疎水性の薬品をシリンジに吸って投与しようとしても全量が投与できない．また，粒子径の大きな顆粒剤なども全量投与できず投与量のロスが生じる．投与量のロス

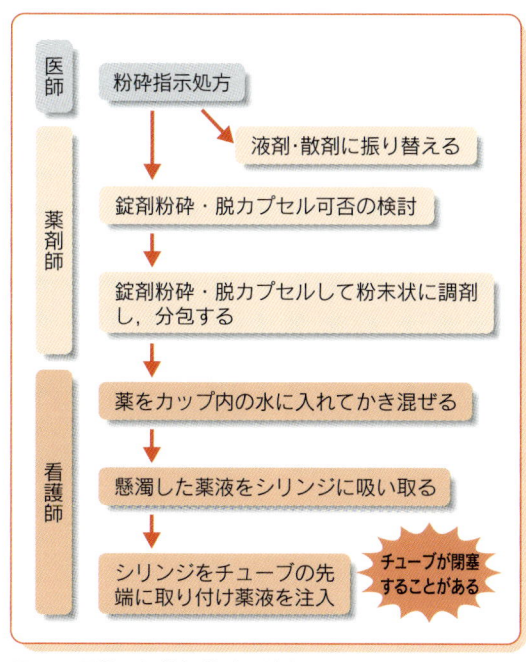

図1　通常の経管投薬法の流れ

医師：粉砕指示処方
　↓
　　→ 液剤・散剤に振り替える
薬剤師：錠剤粉砕・脱カプセル可否の検討
　↓
　錠剤粉砕・脱カプセルして粉末状に調剤し，分包する
　↓
看護師：薬をカップ内の水に入れてかき混ぜる
　↓
　懸濁した薬液をシリンジに吸い取る
　↓
　シリンジをチューブの先端に取り付け薬液を注入　　チューブが閉塞することがある

表1　粉砕調剤時の問題点

1. **物理・化学的安定性に対する影響**
   - 光に対する安定性（酸化分解など）
   - 温度，湿度に対する安定性（吸湿による湿潤など）
   - 着色，配合変化
2. **薬物動態，薬効・副作用に対する影響**
   - 腸溶性および徐放性の破壊
   - 吸収・バイオアベイラビリティの変化
3. **感覚器への影響**
   - 味，臭い（苦味，酸味，不快臭など）
   - 刺激感，しびれ感，収斂性
4. **調剤上の影響**
   - 粉砕・分割分包によるロス（粉砕機や乳鉢への付着）
   - 混和，混合による配合変化（賦形剤，他剤との配合変化）
5. **調剤者への影響**
   - 接触，吸入などによる健康被害
6. **調剤業務の煩雑化，調剤時間の増大，過誤の危険性**

図2　疎水性医薬品の例

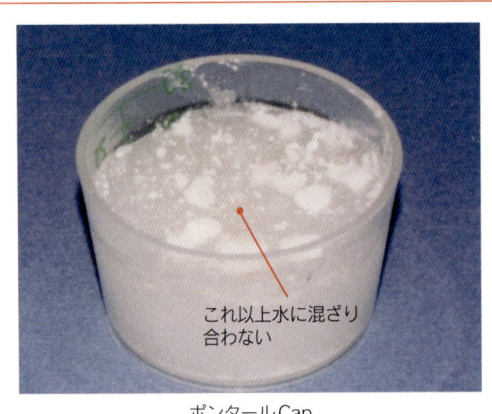

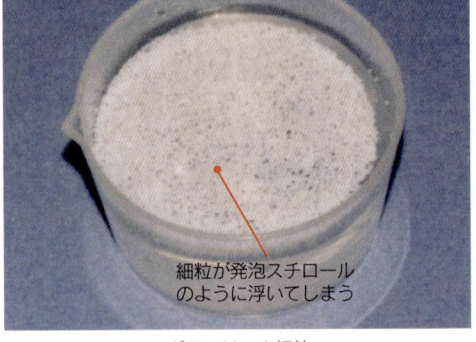

ポンタールCap：これ以上水に混ざり合わない

グラマリール細粒：細粒が発泡スチロールのように浮いてしまう

以外でも，水分制限のある患者では薬を溶かすための水分量が問題となるし，投与する人の健康被害も十分に注意しなくてはならない．また，薬品によるチューブの閉塞は，医療従事者の手間だけではなく，詰まったチューブを抜いて，新しいチューブを再挿入することは患者にとって負担であり，患者のQOLを低下させる結果となる．さらに，チューブの閉塞を恐れて太いチューブが挿入されていることもあり，患者本位の医療とは言いがたい状況となっていることもある．

簡易懸濁法とは

「錠剤が飲めなければ錠剤をつぶせばよい」という安易な考えが，調剤時，投与時に多くの問題を発生させている．そこで，錠剤を粉砕したりカプセルを開封しないでも薬を経管投与できる簡易懸濁法の実施を推奨する．簡易懸濁法とは，投与時に錠剤やカプセル剤をそのまま約55℃の温湯に入れて撹拌し，最長で10分間放置して薬を崩壊・懸濁させる方法である（図3）．

10分以上の放置で崩壊しない錠剤の場合には，錠剤に亀裂を入れてから温湯に入れる．らくラッシュ®（大同化工：図4）を使用すると簡単に亀裂を入れることができる．亀裂を入れる必要性や薬を温湯に入れたときの崩壊懸濁の状況，何フレ

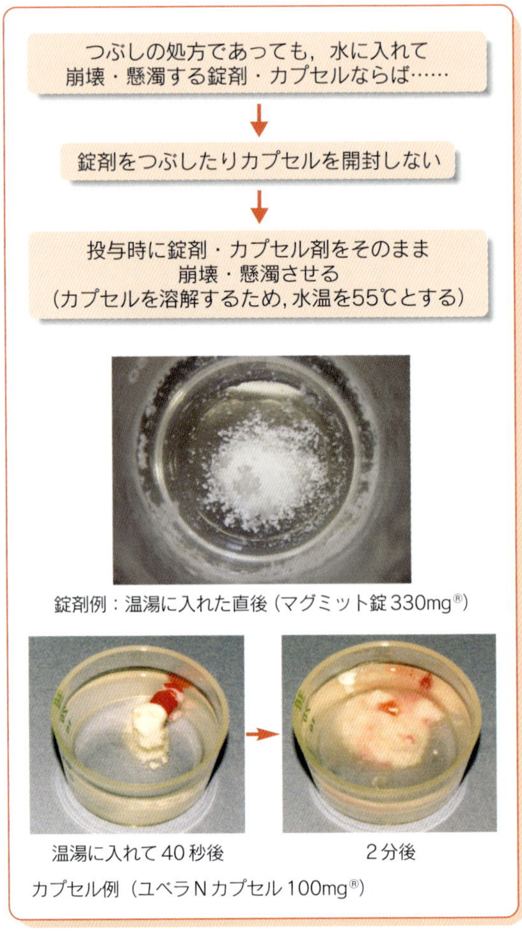

つぶしの処方であっても，水に入れて崩壊・懸濁する錠剤・カプセルならば……

↓

錠剤をつぶしたりカプセルを開封しない

↓

投与時に錠剤・カプセル剤をそのまま崩壊・懸濁させる
（カプセルを溶解するため，水温を55℃とする）

錠剤例：温湯に入れた直後（マグミット錠330mg®）

温湯に入れて40秒後　　　2分後

カプセル例（ユベラNカプセル100mg®）

図3　簡易懸濁法

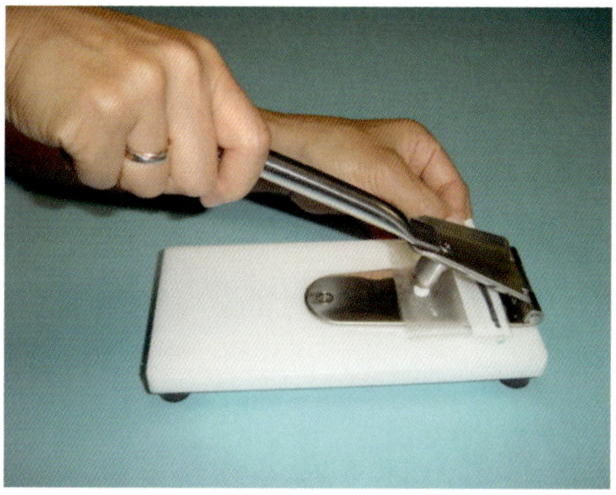

図4 らくラッシュ®（大同化工）

表2 抗血小板薬の崩壊・懸濁性，チューブ通過性

商品名	最小通過サイズ	水(55℃) 5分	水(55℃) 10分	破壊→水 5分	破壊→水 10分
プレタール散20%	8Fr.	○			
		○			
プレタール錠剤50mg, 100mg	8Fr.	○			
		○			
シロスレット内服ゼリー50mg, 100mg	8Fr.	×	○		
		×	○		
プラビックス錠25mg, 75mg	8Fr.	×	×	○	
		×	×	○	
パナルジン錠100mg	8Fr.	×	×	×	○
パナルジン細粒10%散	18Fr.以上	再分散性悪い			
バイアスピリン錠100mg	8Fr.	×	×	○（直前）	
		×	×	○（直前）	
バファリン錠81mg	8Fr.	○			
ワーファリン錠1mg, 5mg	8Fr.	○			
		○			
エパデールSカプセル300mg, 600mg	8Fr.	○			
		○			
アンプラーグ錠50mg	8Fr.	×	○		
		×	○		
アンプラーグ錠100mg	8Fr.	×	×	○	
		×	×	○	

上段：経鼻胃チューブ，下段：ガストロボタン®（18Fr.）
○：通過，×：不通過

ンチ（Fr.）のチューブを通過するか，18Fr.ガストロボタン®は通過するかなどの情報は，文献1）を参照していただきたい（表2）。

55℃の温湯の作り方

水温を55℃にした理由はカプセルを溶かすため[2]で，厳密でなくておおよそ55℃でよい．電気ポットの湯：水道水＝2：1になるように入れると約55℃となる．最近は60℃に設定できる電気ポットが市販されているので，それを利用することも増えている．また，病院のナースステーションの水道水をいちばん熱くして出すと55℃付近になることが多い．

倉田式経管投薬法

倉田式経管投薬法は，マスコミで大きく報道された誤接続の医療事故が契機となって誕生した[3]．倉田式経管投薬法ver.1は，水剤瓶と水剤瓶に直接接合できる注入器を使って経管投与する方法である（図5）．

倉田式経管投薬法ver.2は，水剤瓶の代わりに60mLの注入器の中に直接薬品を入れる方法である（図6）．

簡易懸濁法のメリット

簡易懸濁法のメリットを表3に示す．錠剤をつぶさない簡易懸濁法では，前述した調剤・投与時の問題はすべて解決できる．また，つぶした薬を混ぜて投与期間放置するのに比べて配合変化の危険性が減少する．経管投与できる薬品数もはるかに多くなり，患者の治療の幅が広がる．確認のできない白い粉ではなく，識別コードが確認できる錠剤を使用することで，看護師・介護者が安心し

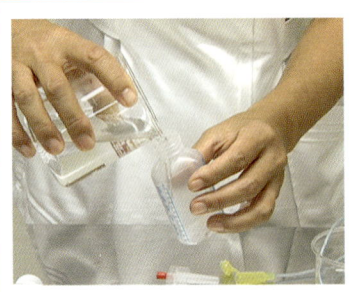

① 温湯を水剤瓶に入れる． 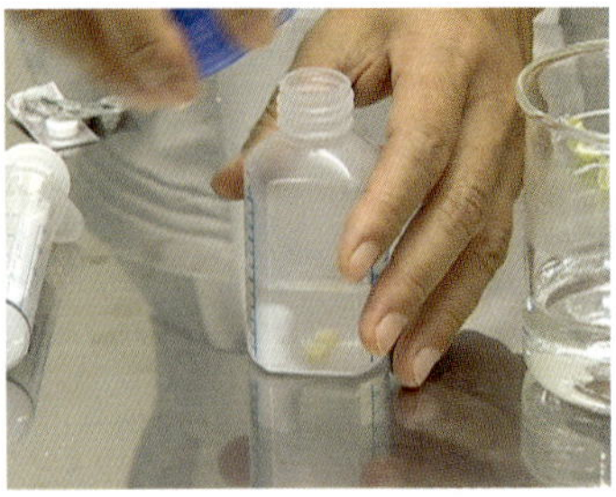　　② 薬剤を水剤瓶に入れる． 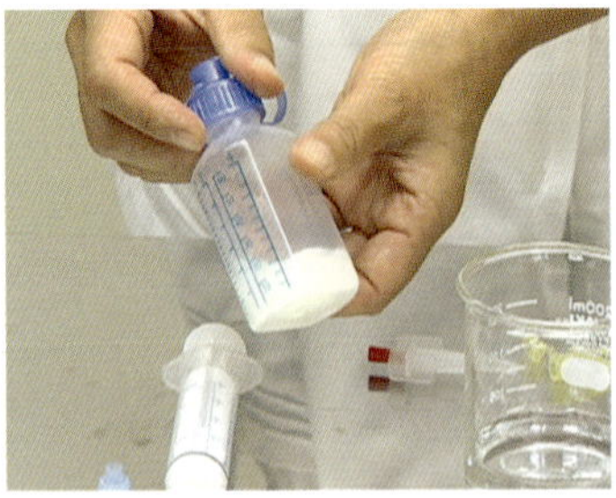　　③ 温湯を入れて蓋をして振とう，5〜10分放置する．

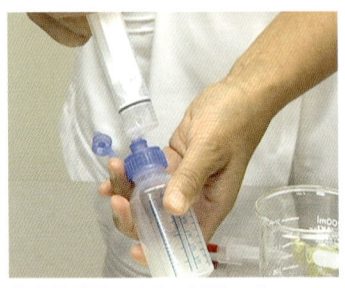

④ 薬剤が懸濁したら，水剤瓶の蓋にディスペンサーを装着して懸濁液を吸い取る． 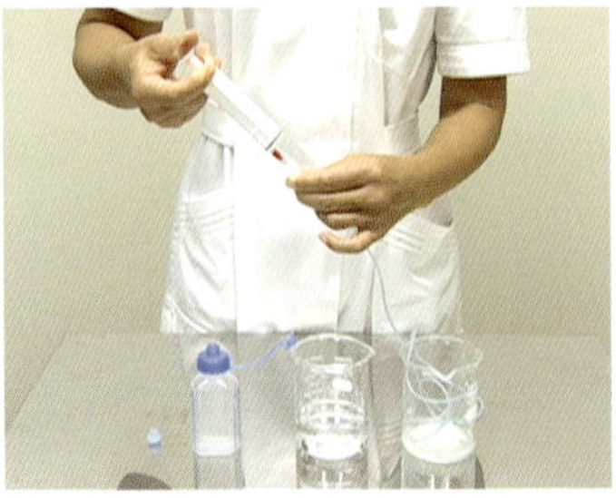　　⑤ ディスペンサーを三方活栓に接続し，注入する．

図5　倉田式経管投薬法ver.1の手順と調剤機器　DVD▶ ㊳

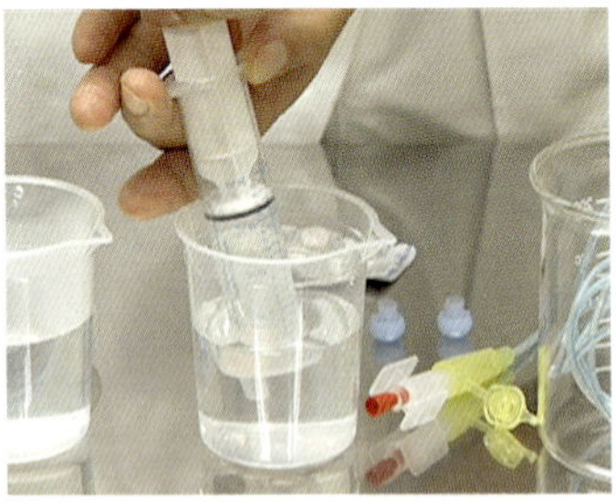

① 薬剤をディスペンサー内に直接入れ，温湯を吸い取る． 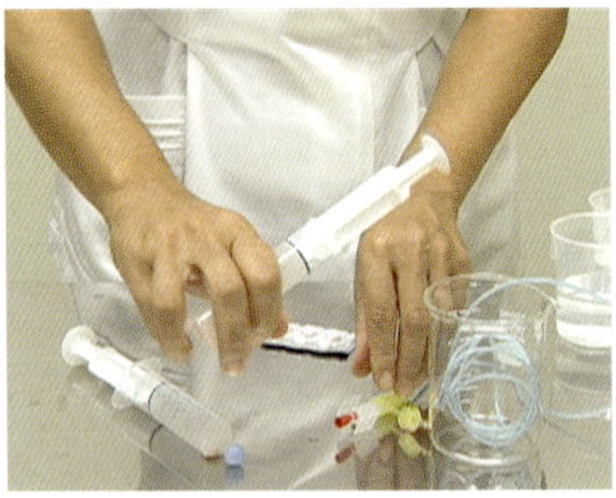　　② キャップをつけて振とう，懸濁させる． 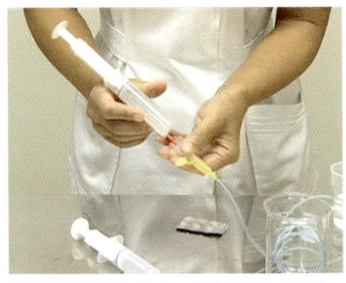　　③ 薬剤が懸濁したら，三方活栓に接続し，注入する．

図6　倉田式経管投薬法ver.2の手順と調剤機器

表3　簡易懸濁法のメリット

1. 調剤時の問題の解決
2. 投与時の問題，経管栄養チューブ閉塞の回避
3. 配合変化の危険性の減少
    - 粉砕法：粉砕して混合したあとの投与日数期間は，配合変化の危険性がある．
    - 簡易懸濁法：投与前に水に入れる10分間のみ．
4. 投与可能薬品の増加
    - 錠剤・カプセル剤ハンドブック掲載1003薬品中
        粉砕法：694薬品（69％）
        簡易懸濁法：850薬品（85％）
    - 粉砕法で投与できない細胞毒性を有する薬品が投与可能となった．
5. 投与時に再確認ができる ⇒ リスクの回避
6. 中止・変更の対応が容易 ⇒ 経済的ロスの削減
7. 細いチューブを安心して使用できる ⇒ 患者QOLの向上

て投薬できる．白い粉薬を一度に何種類も投与するケースも少なくないが，中止変更になったときにうっかり違う粉薬を抜いてしまった，という事故も実際に起こっている．錠剤の識別コードを確認できる簡易懸濁法では，このようなリスクが回避できる．

また，数種の薬品をつぶして混ぜた粉薬の場合，中止変更指示があると全部を捨てて再処方することになるが，簡易懸濁法では錠剤のままなので全部の薬を捨てる必要がなく，その処理にかかる人手が少なく，物だけでなく人件費も含めた経済ロスが回避できる．

このように簡易懸濁法は，患者にとって有用で安全な経管投薬法である．

実際の処方，調剤，投薬の様子は，昭和大学薬学部薬学教育推進センターのホームページ[4]で公開している．

■ 文献
1) 藤島一郎監，倉田なおみ編：内服薬 経管投与ハンドブック．第2版．じほう；2006．
2) 厚生労働省：第十五改正日本薬局方．医薬品各条．2006．p.425．
3) 倉田なおみ：倉田式経管投薬法の誕生から現在まで．薬事新報 2005；2397：9-14．
4) 昭和大学薬学部薬学教育推進センター：http://www10.showa-u.ac.jp/~sucenter/

Column

食事は経口不可だが服薬は経口から可能な人はいるのか？！

　食事が経口不可ということは，食物が一定の時間内に一定のルートを通って胃まで到達しないことを意味しています．経口で服薬する場合も食事摂取と同様です．ただし，食事が不可というのが嚥下機能の問題以外であるとしたら，経口からの服薬は可能だと判断できます．なぜ食事を食べてはいけないのか，その理由を理解することが重要です．信じられないことですが，嚥下障害で経口摂取不可なのに薬だけ経口で投与されている患者さんがいます．内視鏡で観察すると咽頭におびただしい量の薬の残留を認めたという経験が何度かあります．ただし，楽しみレベルの摂食や少量のゼリーやとろみ水ならば誤嚥や残留がない人であれば経口不可でも服薬可という場合もありえます．

3 内服時に生じる問題とリスクマネジメント

栄養療法の種類と薬の投与経路

　2006年3月に改訂された静脈経腸栄養ガイドライン[1]を参考にした栄養療法の種類を表1に示す．栄養投与ルートを経腸栄養法（EN）と静脈栄養法（PN）に大別している．栄養療法が必要な場合，消化機能が完全に保たれているならば経腸栄養を用いる．そのなかでも最も生理的栄養療法である経口摂取が推奨されるが，障害の程度により経口摂取が不可能になる場合がある．摂食・嚥下障害のグレードと栄養投与ルートとの関係をp.98の表1に示す．嚥下障害が軽度〜中等度であれば食物形態を変更するなどして口から摂食できる工夫をするが，重度であったり蔓延する意識障害がある場合には経口摂取は不可能となる．栄養の投与経路と薬の投薬経路は同じことが多いため，口から摂食している場合は薬も口から服用する．摂食時と同じように上手に服薬できる工夫が必要となる．

　経管栄養を行っている患者には，薬も経管投与する．この場合は簡易懸濁法での投与を推奨する．

薬を内服するための工夫と剤形選択

　水は嚥下しやすいが最も誤嚥（気管に物が入ること）しやすく，嚥下しやすく，かつ誤嚥しにくい食物形態はゼラチンゼリーやプリンである．嚥下障害があっても一口量を小さくする，ミキサー食にする，とろみをつけるなどの工夫をすることで経口摂取がより安全となる．このような状況下では内服する場合も，患者の嚥下能力により，下記に示すような，安全で容易に服薬できる工夫が必要となる．

ゼリーやとろみ水で服用する方法（図1）

　ゼリーに包むと錠剤のままでもつるりと丸のみすることができることが多い．錠剤のままなので薬を粉砕したときに生じる味やにおいに注意をはらう必要がない．障害の程度によって異なるが，かなり大きな錠剤でもこのようにすることで飲み込むことが可能となる．

食物に混ぜて服薬する方法

　薬を食物に混ぜて服薬する場合もある．この場合は，錠剤は適さないため散剤を用いるが，散剤がない場合には錠剤を粉砕せざるをえない．しかし，錠剤を粉砕することは，味やにおい以外にもたくさんの問題が生じるため，できるだけ避け，薬品名は違っても同じ効果で散剤のある薬に変更するほうがよい．

簡易懸濁法（詳細はp.103参照）

　錠剤を崩壊・懸濁させてとろみをつけて服薬する．

表1　栄養療法（栄養投与ルート）の種類

1. 経腸栄養法（EN：enteral nutrition）
   - 経口投与法
   - 経管栄養法（tube feeding）：経鼻チューブ，胃瘻，腸瘻
2. 静脈栄養法（PN：parenteral nutrition）
   - 末梢静脈栄養法
     （PPN：paripheral parenteral nutrition）
   - 中心静脈栄養法
     （TPN：total parenteral nutrition）

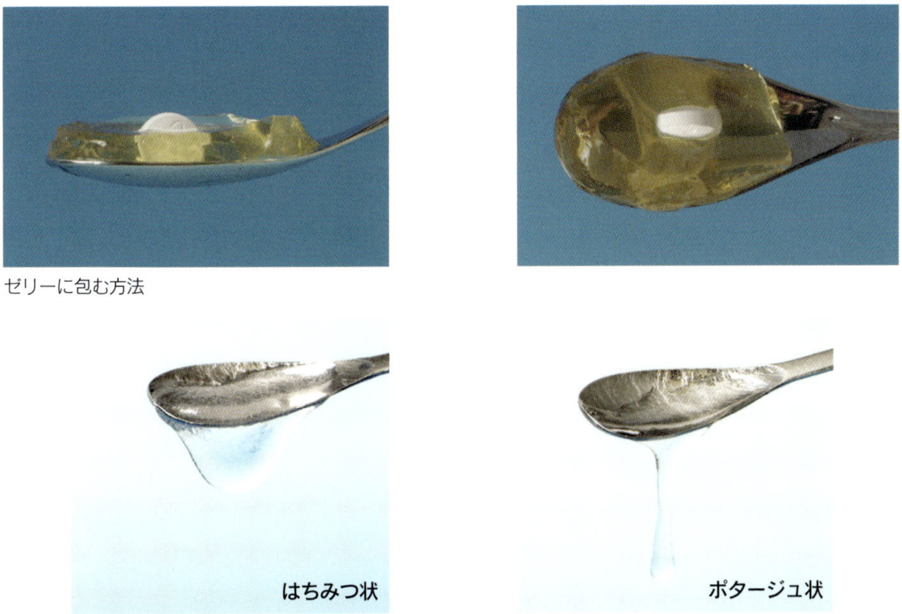

ゼリーに包む方法

はちみつ状　　　　　　　　ポタージュ状
とろみ剤を使用する方法（とろみの濃さ：はちみつ状＞ポタージュ状）

図1　薬をゼリーやとろみ水で服用する方法

1) コップなどの容器に1回に服用する薬を入れる．
2) 55℃の温湯を約20mL入れて，錠剤が崩壊・懸濁するのを待つ（最長10分）．
3) 錠剤が崩壊・懸濁したら，とろみ剤を入れてとろみをつける．ただし味が悪くなることもあり，十分に注意する．
4) コップの中身を全て飲む．

内服時に生じる問題（誤嚥，逆流，残留）への予防策

嚥下能力が低下している状況下で薬を飲むと，誤嚥，残留，胃食道逆流などが起こりやすくなる．それぞれの問題点への予防策を示す．

誤嚥の予防

誤嚥により薬が肺に入ってしまうと，窒息，無気肺，気道損傷などが起こりうる．薬を取り出すことは大変困難なので誤嚥をしない対策が必要となる．誤嚥を起こしにくくする対策を**表2**に示す．

唾液が嚥下できる患者であれば口腔内崩壊錠を使用すると，錠剤のまま肺に入ってしまう危険性がなくなる．さらに認知症などで何度口に入れても錠剤を吐き出してしまう場合は，口腔内崩壊錠を使用していると吐き出さないことが多いので，

表2　誤嚥を起こしにくくする対策

薬品の選択	● 投与回数の少ない薬 ● 貼付剤，坐薬，吸入薬 ● 速崩錠，口腔内崩壊錠 ● 小さい錠剤 　（大きい錠剤は嚥下しにくい）
投与法の工夫	● ゼリーやプリンに包み込んで内服する ● 粥などと一緒に食事中に内服する 　（吸収が落ちないかチェック） ● オブラートに包んで内服する 　（苦味健胃薬は薬効がなくなる） ● とろみつき液体で内服する
上を向かない体位	● リクライニング位で首を前屈させて飲む ● 鼻の部分をカットしたコップを使用する（首を前屈したまま飲めるようにするため）

服薬介助量が軽減できる.

残留の予防

咽頭・食道に薬が残留すると，粘膜損傷・潰瘍などの原因となる．対策としてはゼリーに包んで飲む，服薬後に必ず水またはとろみ水を飲む，あるいは食事中に飲むことなどによって，残留している薬がそのままにならないように，水や食事で胃まで落とし込むようにする．また，カプセル剤はゼラチンでできているため湿ると粘膜に付着しやすくなる．同じ薬効の錠剤があるならば錠剤に処方変更したほうが残留を予防できる．

胃食道逆流の予防

胃食道逆流が誤嚥の原因となる場合がある．逆流を防ぐ対策として，内服後30分は臥床せず60°以上の座位を保つ．

ビスホスホネート製剤（骨粗鬆症治療薬）では文書を添付して服用後横にならないことを徹底しているが，この製剤に限らず，服薬後は少なくとも30分，通常1～2時間は座位を保つほうがよい．座位が無理なら，ギャッチアップして上体を起こしておくようにする（図2）．

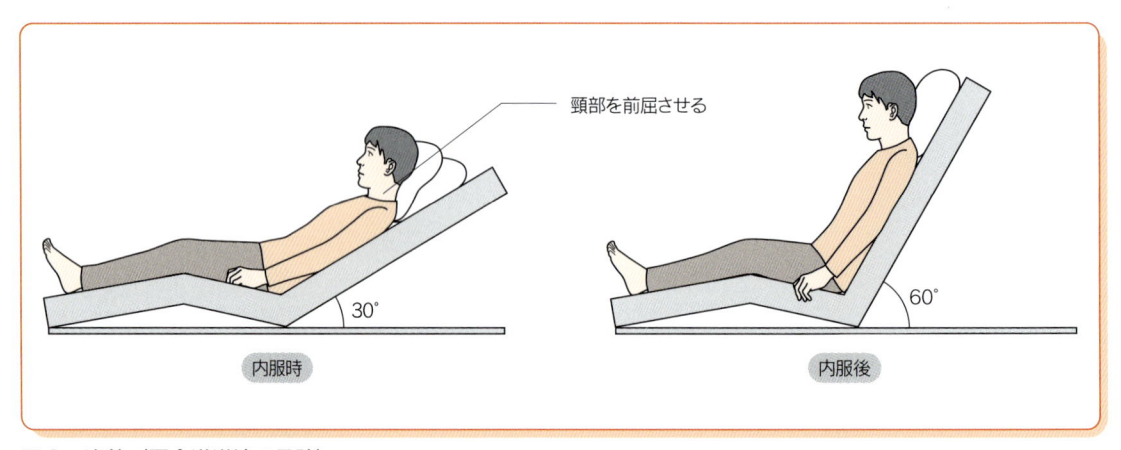

図2　姿勢（胃食道逆流の予防）

■ 文献
1) 日本静脈栄養学会編：静脈経腸栄養ガイドライン．第2版．南江堂；2006．

Column

口腔内崩壊錠と速崩錠

口腔内崩壊錠と速崩錠はきわめて似ていますが，「口腔内崩壊錠」は口腔内の表面にある唾液で崩壊し嚥下しやすくなるのに対し，「速崩錠」は崩壊するのに1.2mLの水を必要とする点が異なります．

嚥下障害患者への効果について興味がある読者は以下の論文を参考にしてください．

■ 論文
藤島一郎：嚥下障害患者における薬剤投与—口腔内崩壊錠を中心に．Pharma Medica 2007；25(5)：125-128．

4 服薬方法の違いとその効果の相違

経口投与か経管投与か

経鼻経管や胃瘻などがあるなら，迷わず経管から薬を投与すべきである．

誤嚥のリスクを負ってまで経口で投与する必要はなく，服薬のためだけに経管を留置することも時には必要である．摂食訓練で十分な食事量が摂れ，摂食・嚥下障害も回復してきてから経口に切り替えても十分である．

逆に摂食・嚥下障害が軽度で，段階的に嚥下食がアップしていきそうな患者であれば短期間の経管留置をする必要はなく，経口から内服できる方法を選択するほうが患者の負担も減る．

楽しみレベルでの摂食の場合は，ほとんど経管栄養である．腸溶錠や徐放錠など製剤に特徴があり，簡易懸濁法で注入ができない薬のみを経口から内服にする場合もある．経口からの内服が困難な場合はできるだけ経管から投与できる薬に変更する．

錠剤か粉砕か

VEやVFなどの検査で梨状窩や喉頭蓋谷にゼリーが残留するようであれば，錠剤も残留する可能性があるので経口から内服することは難しい．錠剤を嚥下できるかは造影剤入りのラムネやカプセルなどを使用して評価することもできる．

錠剤が残留しそうな患者には散剤や錠剤の粉砕したものを処方してもらうよう医師に依頼するか，経管から投与する．

錠剤の嚥下に問題がなく，スライスゼリーの丸のみができれば，ゼリー埋め込みで錠剤を内服できる．

ゼリー食かペースト食かソフト食か

基本的に現在摂取している食事に順ずる形態で内服するのが望ましい（表1）．

どんな形や性状の薬を選択するか[1]

同じ薬効の薬でもいろいろな形や性状の選択ができる．大きさでいえば，できるだけ小さい薬剤を選択するとよい．ただし，大きい薬剤でも小さく割ることができる薬は割って嚥下できる．また，投与回数の少ない薬剤を選択することも大切である．

薬剤の性状では口腔内崩壊錠やドライシロップ，ゼリー剤などは嚥下しやすいように工夫してつくられている．貼付剤や坐薬，吸入薬などを選択すれば経口での誤嚥を避けられる．

服薬方法の段階的調節

摂食・嚥下障害患者の摂食状況のレベル（表2）[2]

表1 食事形態別の内服方法

摂取している食事の形態	内服方法
ゼリー食	ゼリー埋め込みが望ましい．散剤はゼリー埋め込みができないため，ゼリーの形が残る程度にゼリーに混ぜて内服する．水剤であれば濃い目のとろみ（はちみつ状）をつけて内服する
ペースト食	食物と混ぜて内服するか，とろみ水でも内服できる
ソフト食	食物と混ぜて内服するか，水分を飲めるようであれば水分で内服してもよい

が改善したり，悪化したりすることがあるが，服薬方法もそれに合わせて変更する必要がある（**図1**）．

一般的に摂食・嚥下訓練が進むにつれて，摂食状況のレベルが改善してくるので，服薬方法もより高度なものに変更していく．しかし時に摂食状況のレベルが低下することもあるので，服薬方法もそれに合わせて段階を下げる．

> **ここがポイント**
> 嚥下食の摂食中にむせがあり，嚥下食の段階を下げたときには，服薬方法もそのままにせず，もう一度見直す．

表2　摂食・嚥下障害患者における摂食状況のレベル

摂食・嚥下障害を示唆する何らかの問題*あり	経口摂取なし	Lv.1	嚥下訓練*を行っていない
		Lv.2	食物を用いない嚥下訓練を行っている
		Lv.3	ごく少量の食物を用いた嚥下訓練を行っている
	経口摂取と代替栄養	Lv.4	1食分未満の（楽しみレベルの）嚥下食*を経口摂取しているが，代替栄養*が主体
		Lv.5	1〜2食の嚥下食を経口摂取しているが，代替栄養も行っている
		Lv.6	3食の嚥下食経口摂取が主体で，不足分の代替栄養を行っている
	経口摂取のみ	Lv.7	3食の嚥下食を経口摂取している．代替栄養は行っていない
		Lv.8	特別食べにくいもの*を除いて，3食経口摂取している
		Lv.9	食物の制限はなく，3食を経口摂取している
		Lv.10	摂食・嚥下障害に関する問題なし（正常）

* ・摂食・嚥下障害を示唆する何らかの問題：覚醒不良，口からのこぼれ，口腔内残留，咽頭残留感，むせなど
・嚥下訓練：専門家，またはよく指導された介護者，本人が嚥下機能を改善させるために行う訓練
・嚥下食：ゼラチン寄せ，ミキサー食など，食塊形成しやすく嚥下しやすいように調整した食品
・代替栄養：経管栄養，点滴など非経口の栄養法
・特別食べにくいもの：パサつくもの，堅いもの，水など

（藤島一郎，大野友久ほか：「摂食・嚥下状況のレベル評価」簡便な摂食・嚥下評価尺度の開発．リハビリテーション医学 2006；43：249[2]）より）

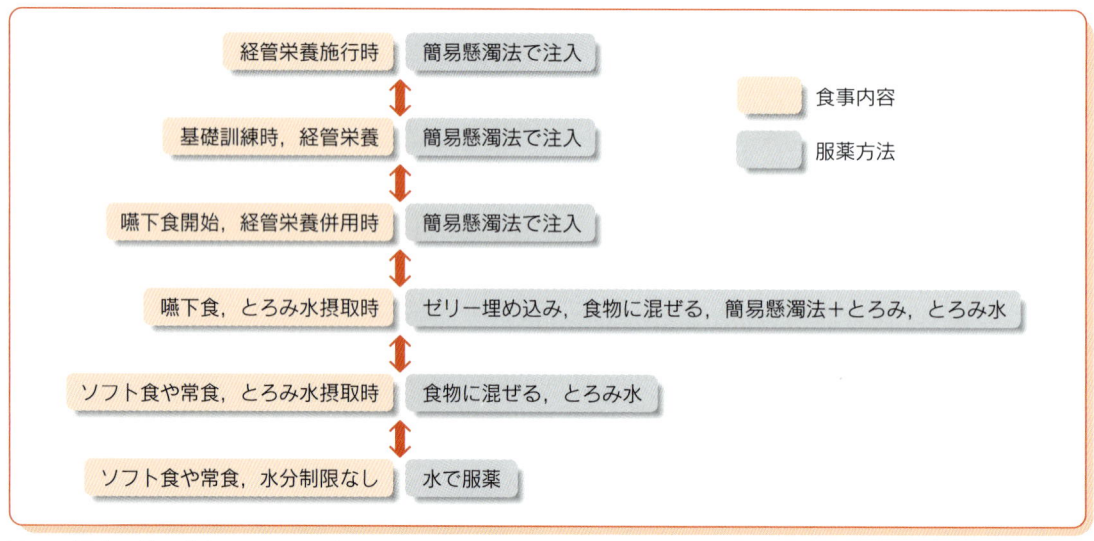

食事内容	服薬方法
経管栄養施行時	簡易懸濁法で注入
↕	
基礎訓練時，経管栄養	簡易懸濁法で注入
↕	
嚥下食開始，経管栄養併用時	簡易懸濁法で注入
↕	
嚥下食，とろみ水摂取時	ゼリー埋め込み，食物に混ぜる，簡易懸濁法＋とろみ，とろみ水
↕	
ソフト食や常食，とろみ水摂取時	食物に混ぜる，とろみ水
↕	
ソフト食や常食，水分制限なし	水で服薬

図1　摂食・嚥下障害レベルと服薬方法の段階的調節

■ 文献
1) 藤島一郎監，倉田なおみ編：内服薬 経管投与ハンドブック．第2版．じほう；2006．p.76．
2) 藤島一郎，大野友久ほか：「摂食・嚥下状況のレベル評価」簡便な摂食・嚥下評価尺度の開発．リハビリテーション医学 2006；43：249．

5 服薬時間（食前・食間・食後）の基本的な考え方

一般的な薬の多くは食後に内服するため，「薬は食後に」という認識をもつ人がほとんどである．健常人の服薬時間は表1のとおりに分類できるが，摂食・嚥下障害患者にはこの常識は通用しない．

ここでは，摂食・嚥下障害患者が経口から薬を内服する場合，いつ内服すれば薬の誤嚥を防ぐことができるかについて解説する．

摂食・嚥下障害患者の内服のタイミング

摂食・嚥下障害患者では，「食事中，特に食事のはじめごろ」に内服するのが望ましい．その理由は以下のとおりである．

❶ 摂食・嚥下障害患者は食事も訓練の一つであり，食事をすることで疲れてしまうため，食後では薬を内服する余力が残っていない場合がある．特に摂取量の安定しない患者では，薬を内服する前に摂食が終了してしまうことがある．

❷ 高齢者では食道の機能が低下している[1]ため，薬が食道に残留する恐れがあり，食物で薬を流し込む必要がある．

❸ 健常人ではコップ一杯の水で薬を流し込むことができるが，摂食・嚥下障害患者では水分の摂取ができないため，食物で薬を流し込む必要がある．

❹ 誤嚥を予防するために，摂食訓練をして嚥下がスムーズになったころに内服するほうがよい．

服薬時間を厳守すべき薬剤

しかし，食事中に内服するのが望ましいとはいえ，すべての薬剤が食事中に内服できるわけではない．食物と一緒に内服すると効果に影響がある薬に気をつけなければいけない（表2）．このような薬剤は食物と一緒に内服することで薬の吸収が悪くなって効果が現れなかったり，逆に吸収がよくなりすぎて副作用が現れたりする．食物により影響があるかどうかわからないときは薬剤師に確認する．

食物と一緒に内服することができない薬剤については，後述する「頓用の薬の飲ませ方」と同じ方法で内服してもらう．

表1　健常人の服薬時間

食後	食事後30分以内
食前	食事の30分前
食間・空腹時	食事と食事の間，食後2時間以上経ってから
食直前	食事前5〜10分以内
起床時	起床してからできるだけ早くとる

表2　服薬時間を厳守する薬剤

食間に内服する薬	メタルカプターゼ®，クレメジン細粒®，アロック®など
空腹時に内服する薬	リファジン®，アルロイドG®，ドラール®，クリキシバン®など
食前に内服する薬	ベイスン®などの血糖降下薬，フォスブロック®，リルテック®，インタール®，アズノール®など
起床時に内服する薬	ボナロン®などのビスホスホネート系骨粗鬆症治療薬

> **! ここに気をつけよう**
> - 摂食時は嚥下体操などの準備をしてから摂食を始めるが，そこでいきなり食前の薬を内服しても嚥下がスムーズではないため誤嚥する可能性がある．
> - 数口食べた食事のはじめごろであれば疲労もなく嚥下がスムーズであるため，薬も嚥下でき，食前薬の薬効も期待できる．

> **P ここがポイント**
> 眠前の薬であっても，医師と十分相談のうえ夕食時に内服できるような薬剤であればそのときに内服してもらう．嚥下の視点からの安全性と服薬時間順守の安全性という2つの視点をもつことがリスク回避につながる．

眠前の薬の飲ませ方

眠前は食事を摂らないため，食物と一緒に内服することはできない．誤嚥しないように食事のときと同じ条件で内服する必要がある．ゼリーに埋め込んだり，とろみ水や水分補給ゼリーなどで内服してもらう．

内服後は咽頭などに薬剤が残留しないよう，可能な範囲でゼリーやとろみ水を多く飲んでもらい，ギャッジアップ30°以上で最低30分は上体を起こしておくようにする．

頓用の薬の飲ませ方

主に鎮痛剤，下剤，睡眠導入剤は頓用で服用することが多い．そのような場合はできるだけ坐薬や貼付剤，水剤に変更してもらう．水剤には必ずとろみをつけて内服してもらう．食間，空腹時，起床時に内服する場合も頓用と同じと考えて内服してもらう．

錠剤の場合は，食事のときと同じ条件になるようにゼリーやとろみ水を用意して対応する．内服後は咽頭などに残留しないよう，ゼリーやとろみ水をできるだけ多く飲んでもらい，最低30分はギャッジアップしておく．

■ 文献
1) 島本史夫, 勝健一：高齢者の上部消化管運動機能. 老年消化器病 2001；13（1）：9-15.
2) 高久史麿, 矢崎義雄監：治療薬マニュアル2009. 医学書院；2009.

6 嚥下機能に影響を及ぼす薬剤および化学物質

　摂食・嚥下障害患者の多くは何らかの薬剤を投与されている．患者に投与されている薬剤が摂食・嚥下機能に影響を与えるかどうかを知ることにより，摂食・嚥下訓練もスムーズに進行させることができる．

　摂食・嚥下機能に影響を与える薬剤は，嚥下機能を向上させるものと低下させるものとに分けられる．嚥下機能を低下させる薬剤は摂食・嚥下訓練を遅延させたり，一時中止にさせたりすることがあるため，注意を払わなければならない．

8 嚥下機能を向上させる薬剤・化学物質（表1）[1-14]

　大脳基底核の障害を受けると，この部位にある黒質線条体から産生されるドパミンが減少し，サブスタンスP量を減少させ，咳反射・嚥下反射を低下させることが報告されている[15]．

　嚥下機能を向上させる薬剤・化学物質は，脳内のドパミン濃度を上昇させたり，サブスタンスPの濃度を上昇させたりすることで咳─嚥下反射を引き起こし，誤嚥を予防すると考えられている（図2）[16]．

　参考までに，ブラックペッパー精油による嗅覚刺激が摂食・嚥下障害患者の前帯状回と島の血流を改善させ，さらに末梢サブスタンスP濃度を上昇させることにより嚥下反射を改善させたという報告もある[17]．また，メントール溶液とice cold waterの注入により高齢者の遅延した嚥下反射を用量依存的に改善するという報告もある[18]．

表1　嚥下機能を向上させる薬剤・化学物質

薬品名	薬の作用
ACE阻害薬[1-4]	サブスタンスPの分解を抑制して，サブスタンスPの濃度を上昇させることで咳反射・嚥下反射を亢進し，不顕性誤嚥および誤嚥性肺炎を予防する（図1）[4]
アマンタジン[5]	ドパミンの放出促進作用，再取り込み抑制作用，合成促進作用により，ドパミンの濃度を上昇させ，サブスタンスPを増加し，肺炎を予防する
レボドパ[6]	血中ドパミン濃度の上昇により，サブスタンスPの濃度を上昇させる
カプサイシン[7]	知覚神経末端に作用してサブスタンスPを放出させることにより，サブスタンスPの濃度を上昇させる
モサプリド[8,9]	胃食道逆流を抑えて，胃瘻患者の肺炎発症率を低下させ，生存率を改善する
エリスロマイシン[10,11]	胃食道逆流を減少させて，夜間誤嚥を予防する
シロスタゾール[12]	脳卒中既往患者の肺炎発症率を低下させる
半夏厚朴湯[13,14]	口腔内のサブスタンスPを増加させることにより，嚥下反射を改善する
ニフェジピン	下部食道括約筋（LES）へのカルシウムの流入を減少させ，括約筋の弛緩を惹起し，アカラシアの治療に用いられる

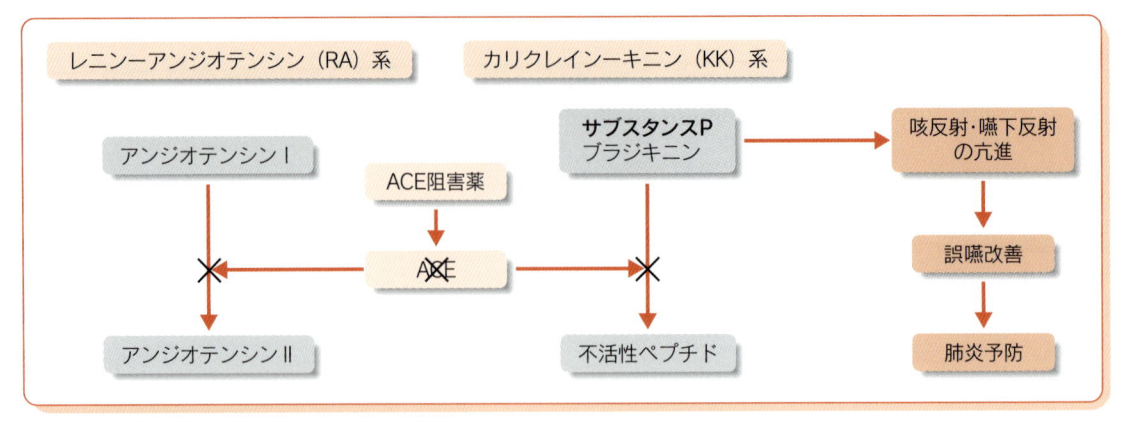

図1 ACE阻害薬と咳反射・嚥下反射の亢進
(新井正, 藤原久義：不顕性誤嚥. 老年医学 2001；39（2）：231-237[4] より)

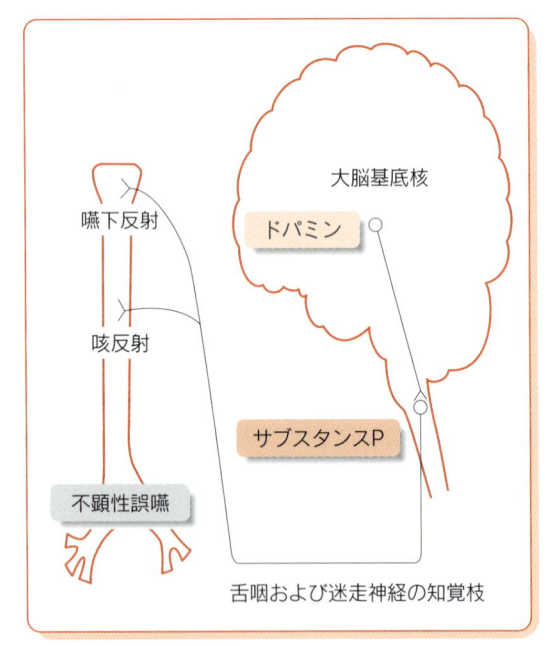

図2 脳血管障害を有する患者における不顕性誤嚥の発症メカニズム
(Yamaya M, et al.：Interventions to Prevent Pneumonia Among Older Adults. J Am Geriatr Soc 2001；49（1）：85-90[16] より)

嚥下機能を低下させる薬剤

嚥下機能を低下させる薬剤を服用すると，錐体外路障害や口腔内乾燥，眠気，意識レベルの低下などの症状をもたらし，摂食・嚥下訓練を困難にさせる（表2）．

錐体外路障害

黒質線条体系のドパミンの遮断作用による不随意運動，運動過少または運動遂行障害のことである．明らかな麻痺はなく，個々の運動の合理性・円滑さの障害である．症状としては筋強直，安静時振戦と企図振戦，丸薬丸め様運動，歯車様硬直，仮面様顔貌，摂食・嚥下障害，構音障害，不隠状態（多動），ジストニー（失調），パーキンソニズム，ジスキネジア，アカシジア（静坐不能）などがあり，特に口唇ジスキネジアは舌・口唇を中心とする不随意運動で，食べたものをぽろぽろこぼしたり，よだれが流れ出たりする．原因薬の中止により症状は改善されることが多い．

抗精神病薬の投与では遅発性ジスキネジアが発生しやすく，口腔準備期で咀嚼を妨害し，口腔相で口腔における嚥下動作の開始を遅延させる．遅発性ジスキネジアは時に不可逆的になる可能性があるため，初期症状が現れたらすべての抗精神病薬の投与を中止すべきである．

また急性ジストニーでは急に舌を突出したり，あごが引きつったりして，咀嚼や送り込み，嚥下反射に影響し，口腔準備期，口腔期，咽頭期を阻害する．

抗コリン作用

口腔内乾燥，便秘，尿閉，胃腸管の自動運動性

表2 嚥下機能を低下させる薬剤とその症状

薬の種類	嚥下機能に悪影響を与える症状
トランキライザー 　抗精神病薬 　抗うつ薬 　抗不安薬 　催眠・鎮静薬	錐体外路障害，口腔内乾燥，眠気，意識レベルの低下，食欲低下，嘔気・嘔吐，便秘
抗てんかん薬	口腔内乾燥，眠気，意識レベルの低下，食欲低下，嘔気・嘔吐，便秘
脳循環代謝改善薬	口腔内乾燥，眠気，意識レベルの低下
抗ヒスタミン薬	口腔内乾燥，眠気，意識レベルの低下，便秘
パーキンソン病治療薬	口腔内乾燥，口唇ジスキネジア，味覚障害，食欲低下，嘔気・嘔吐，便秘
筋弛緩薬	過度の筋弛緩，眠気・意識レベルの低下
制吐剤，消化性潰瘍剤	錐体外路障害，口腔内乾燥
ステロイド	ミオパチー
高脂血症治療薬	ミオパチー
解熱鎮痛薬	眠気・意識レベルの低下，口内炎
抗不整脈薬	口腔内乾燥
利尿薬	口腔内乾燥
抗コリン薬	口腔内乾燥，LES圧の低下
交感神経抑制薬	口腔内乾燥，食欲低下，嘔気・嘔吐
泌尿・生殖器用薬	口腔内乾燥
抗がん剤	口腔内乾燥，味覚障害，食欲低下，嘔気・嘔吐，易感染性，口内炎
局所麻酔薬	咳反射・咽頭反射の低下，感覚低下
オピオイド鎮痛薬	口腔内乾燥，眠気・意識レベルの低下，便秘，嘔気・嘔吐，LES圧の低下
カルシウム拮抗薬	LES圧の低下
テオフィリン	LES圧の低下
β遮断薬	LES圧の低下
α拮抗薬	LES圧の低下
硝酸薬	LES圧の低下
ジアゼパム	LES圧の低下
プロゲステロン	LES圧の低下
プロスタグランジン	LES圧の低下

の抑制，胃液分泌の低下，徐脈，認知障害，霧視，散瞳などがある．

　口腔内乾燥によって嚥下開始が困難になったり，内臓平滑筋の蠕動異常や食道の横紋・平滑筋が嚥下動作の抑制を受ける．

口腔内乾燥

　口腔が乾燥していると唾液による自浄作用が低

下し，口腔内が汚染されて細菌が繁殖し，誤嚥性肺炎のリスクが高まる．また口腔内が完全に乾燥して唾液が全くない状態では嚥下することは不可能である．

眠気，意識レベルの低下

眠気やせん妄，幻覚などの意識障害で覚醒が悪いと，食物の認知を障害する．食物の認知が悪いと，嚥下反射が弱かったり，タイミングがずれたりする．無理やり摂食させると誤嚥の危険があり，また摂食を苦痛に感じさせてしまう．

抗精神病薬の鎮静によって，精神・身体能力を障害し，食欲を減退させ，食べる動作への集中力を低下させる．用量を減らすことで改善されることが多い．

過度の筋弛緩

筋弛緩により筋力が低下し，嚥下機能が低下する．

ミオパチー

副腎皮質ホルモン（ステロイドホルモン）などの投与中にミオパチーで筋力低下が起こることがある．手や足に力が入らない，重い，よく動かないなどの症状を訴える．筋力低下により嚥下機能が低下する．

下部食道括約筋（LES）圧の低下

LES圧の低下により食道の運動が低下し，食物や薬物が停滞する．食物の逆流が起こると誤嚥する可能性があり，また薬物の残留により粘膜に潰瘍を形成する危険もある．

アカラジアでは，食道蠕動運動の障害と下部食道括約筋の痙攣を特徴とし，胸骨項部痛，摂食・嚥下障害，体重減少を引き起こす．下部食道の閉塞によって食道の拡張が起こり，食道に食物が停溜し，夜間就寝中に食道内容物の逆流と誤嚥を引き起こす．アカラジアの治療にはLES圧を低下させる薬剤を投与する．

抗がん剤[19]

多くの種類の抗がん剤があるが，骨髄抑制により免疫力が低下することで易感染性や口内炎を引き起こす．口内炎は抗がん剤が直接粘膜を傷害することでも発生する．また，第4脳室のCTZ（chemoreceptor trigger zone）受容体や消化管の5-HT_3受容体を刺激することで嘔気・嘔吐が引き起こされ，食欲が低下する．原因はわからないが味覚障害が起こることもある．

文献

1) Arai T, Yasuda Y, Takaya T, et al.：ACE inhibitors and symptomless dysphagia. Lancet 1998；352（9122）：115-116.
2) Sekigawa K, Matsui T, Nakagawa T, et al.：ACE inhibitors and pneumonia. Lancet 1998；352（9133）：1069.
3) Arai T, Yasuda Y, Toshima S, et al.：ACE inhibitors and pneumonia in elderly people. Lancet 1998；352（9144）：1937-1938.
4) 新井正，藤原久義：不顕性誤嚥．老年医学 2001；39（2）：231-237.
5) Nakagawa T, Wada H, Sekizawa K, et al.：Amantadine and pneumonia. Lancet 1999；353（9159）：1157.
6) Kobayasi H, Nakagawa T, Sekizawa K, et al.：Levodopa and swallowing reflex. Lancet 1996；348（9037）：1320-1321.
7) Ebihara T, Sekizawa K, Nakazawa H, et al.：Capsaicin and swallowing reflex. Lancet 1993；341（8842）：432.
8) 大類孝：クエン酸モサプリドにより脳卒中後胃瘻造設者の生存率が延長．Pharma Medica 2007；25（11）：144-146.
9) 板橋繁：クエン酸モサプリドにより誤嚥性肺炎が予防できた胃瘻造設患者の1例．Pharma Medica 2002；20（8）：221-224.
10) 小川滋彦，小市勝之，中野由美子ほか：経皮内視鏡的胃瘻造設患者の胃排泄機能に対するエリ

スロマイシンの効果. Gastroenterol Endosc 1995 ; 37（4）: 733-737.
11) 藤原豊博 : エリスロマイシンの革命的な新しい作用. Pharma Medica 1998 ; 16（6）: 115-123.
12) Yamaya M, Yanai M, Ohrui T, et al. : Antithrombotic therapy for prevention of pneumonia. J Am Geriatr Soc 2001 ; 49（5）: 687-688.
13) Iwasaki K, Wang Q, Nakagawa T, et al. : The traditional Chinese medicine banxia houpo tang improves swallowing reflex. Phytomedicine 1999 ; 6 : 103-106.
14) Iwasaki K, Wang Q, Seki H, et al. : The effect of the traditional Chinese medicine, "Banxia Houpo Tang (Hangekouboku To)" on the swallowing reflex in Parkinson's disease. Phytomedicin 2000 ; 7 : 259-263.
15) Huxley EJ, Viroslav J, Gray WR, et al. : Pharyngeal aspiration in normal adults and patients with depressed consciousness. Am J Med 1978 ; 64（4）: 564-568.
16) Yamaya M, Yanai M, Ohrui T, et al. : Interventions to Prevent Pneumonia Among Older Adults. J Am Geriatr Soc 2001 ; 49（1）: 85-90.
17) Ebihara T, Maruyama M, Kobayashi M, et al. : A randomized trial of olfactory stimulation using black pepper oil in older people with swallowing dysfunction. J Am Geriatr Soc 2006 ; 54（9）: 1401-6.
18) Ebihara T, Ebihara S, Watando A, et al. : Effect of menthol on the triggering of the swallowing reflex in elderly patients with dysphagia. Br J Clin Pharmacol 2006 ; 62（3）: 369-71.
19) 吉田清一, 栗原稔, 佐々木常雄 : がん化学療法の有害反応対応ハンドブック. 第4版. 先端医学社 ; 2004.
20) 聖隷三方原病院嚥下チーム : 嚥下障害ポケットマニュアル. 第2版. 医歯薬出版 ; 2003.
21) 藤島一郎監, 倉田なおみ編 : 内服薬　経管投与ハンドブック. 第2版. じほう ; 2006.
22) 藤島一郎, 柴本勇監 : 動画でわかる　摂食・嚥下リハビリテーション. 中山書店 ; 2004.
23) 金子芳洋, 土肥敏博訳 : 薬と摂食・嚥下障害　作用機序と臨床応用ガイド. 医歯薬出版 ; 2007.

第9章

口腔ケアとリスクマネジメント

　摂食・嚥下障害患者の口腔内は汚染されやすい環境にある．さらに，その他の障害を抱えている患者も多いため，自力での口腔内清掃が実施できていないことが多い．放置しておくと，誤嚥性肺炎につながるおそれもある．
　ここでは，口腔ケアの基本的手技と摂食・嚥下障害患者に生じやすいリスクとその対処法を解説していく．

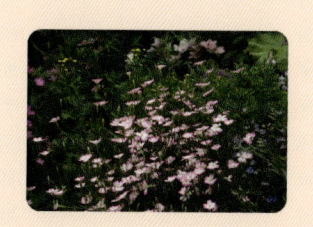

1 口腔ケアとリスクマネジメント

摂食・嚥下障害患者の口腔内環境は不良となりやすい．経口摂取している場合は，食物の残留や歯垢，歯石といった口腔内汚染が認められることが多く，経口摂取していなくても，放置しておくと痰や剥離上皮膜などの汚染物が口腔内に堆積してしまう（図1）．

摂食・嚥下障害患者は，摂食・嚥下機能の障害以外にも多くの障害を抱えているため，何らかの理由で自力での口腔内清掃が実施しにくい状況に陥りやすい．そのような状況下で，口腔ケアは歯や歯周組織といった口腔組織の維持や改善だけでなく，誤嚥性肺炎の予防につながる[1]．また，摂食・嚥下リハビリテーションの間接訓練としての意味ももち[2]，摂食・嚥下障害患者へのアプローチにおいて不可欠なものとなっている．

本章では，口腔ケアの基本的手技を最初に紹介し，さらに口腔ケア実施時のリスクマネジメントの観点から，生じやすい問題とその対処方法について述べる．

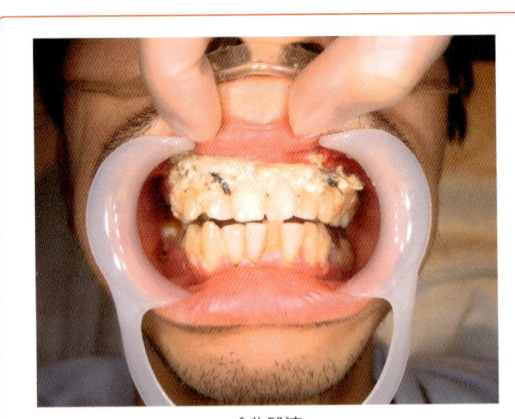

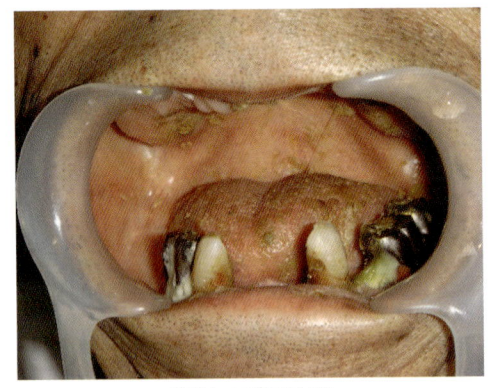

| 食物残渣 | 乾燥および痰の付着 |

図1　摂食・嚥下障害患者の口腔例

■ 文献
1) Yoneyama T, et al.：Oral care and pneumonia. Lancet 1999；354（9177）：515.
2) 金子芳洋：口腔のケアに取り組む視点．歯界展望別冊．食べる機能を回復する口腔ケア．医歯薬出版；2003．p.8-9.

2 基本的な口腔ケア

DVD▶ ㊶

■ 口腔ケア実施時のポイント

【目的】
- 口腔内の清掃状態を保つことで口腔内細菌数を減らし，口腔内の疾患や誤嚥性肺炎を予防する．
- 摂食・嚥下リハビリテーションとして（間接訓練としての意味で）口腔周囲筋や唾液腺を刺激する．

【対象】
- 摂食・嚥下障害患者一般．

【方法】
- ここで紹介するのは基本的な方法である．口腔ケアが必要な対象者はさまざまで，認知力や口腔内環境など，それぞれの状況に応じて方法を選択し，組み合わせて行う必要性がある．
- 口腔ケアを行う際に，最も遭遇する頻度が高いと思われる摂食・嚥下障害患者（高齢者，部分床義歯使用〈残存歯牙あり〉，従命がやや困難でうがいの実施も困難）を想定した方法を紹介する．

> **P ここがポイント**
> 声かけをした際の反応や開口の指示に従えるかどうかで，口腔ケアの困難度が変わってくる．口腔ケアを実施する前に把握しておく必要がある．

> **! ここに気をつけよう**
> 口腔ケアを行う前に嚥下機能を把握しておくこと．水分誤嚥のリスクを軽減するには，嚥下機能の確認とそれに合わせた口腔ケア方法を立案する必要がある．VFやVEなどの専門的検査に基づいた情報であれば最もよいが，普段の食形態の確認や摂食場面の観察でも有益な情報が得られる．

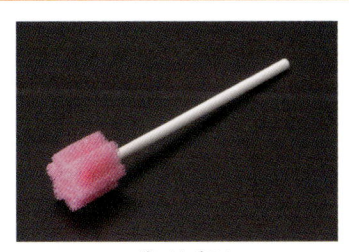

| スポンジブラシ | 歯ブラシ | 舌ブラシ①：さまざまな形がある |
| 舌ブラシ② | 一本磨きブラシ：孤立歯や歯列不正部に適する | 歯間ブラシ：歯と歯の間を磨くブラシ |

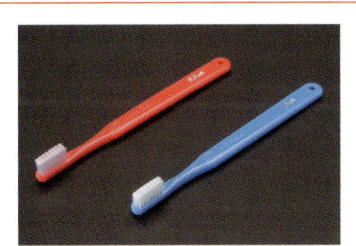

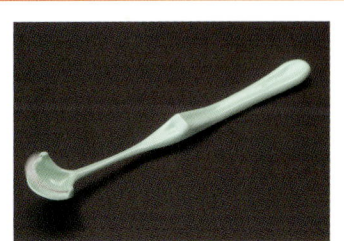

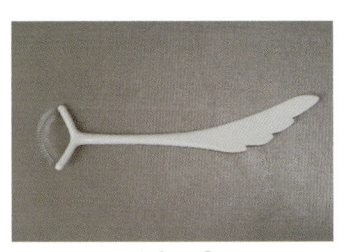

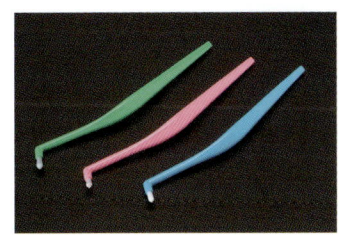

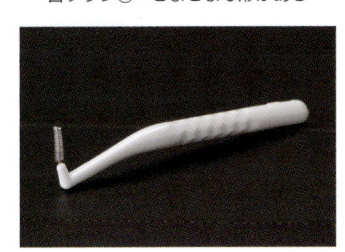

図1　用意する道具

2-1 POINT 指示の理解が可能かどうか確認する.

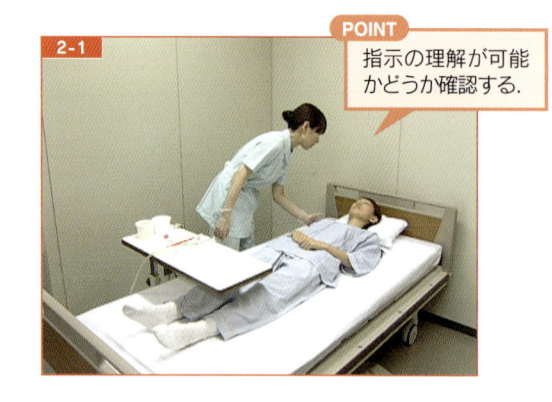

2-2

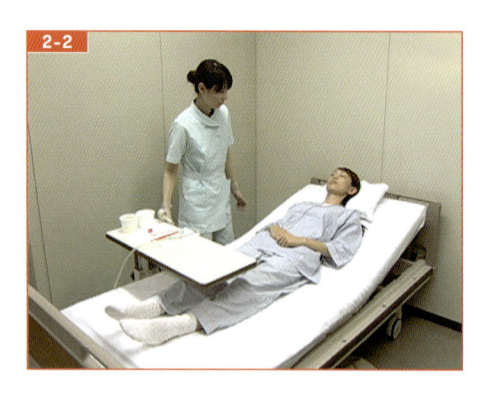

2-3

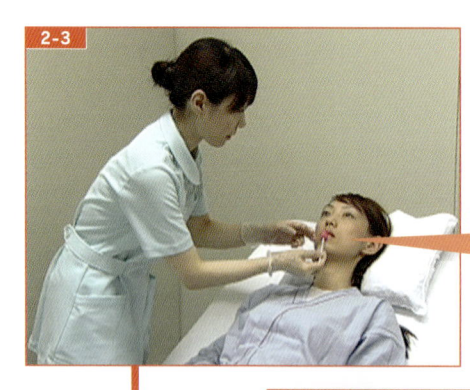

義歯があればはずして清掃する.

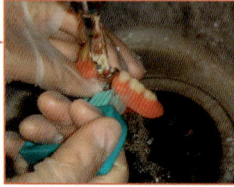

POINT
■ 覚醒を促す効果もある.
■ 誤嚥防止のため、スポンジは水をよく切ってから使用する.

❶ 口腔ケアに必要な道具を用意する（**図1**）.
● 患者の口腔内環境に合わせた道具を選択する.

🅟 ここがポイント

口腔内およびその周囲をよく観察し，状況に合わせた道具を選択することが効率化につながる．ケア時間の短縮だけでなく，患者の苦痛軽減にもつながる．

❷ 声かけを行い，覚醒を促す．（2-1）
❸ 体位を設定する．（2-2）
● 可能ならば座位，それが困難ならば30°頸部前屈，さらに困難ならば側臥位で行う．
❹ 口腔内およびその周囲を観察する．

🅟 ここがポイント

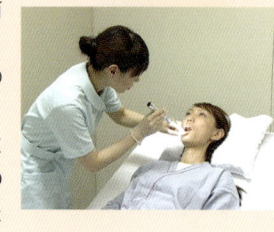

● 口腔内をよく観察し，残存歯の有無・多少，口腔内疼痛部位の有無，義歯の有無，口唇・口腔乾燥の有無を確認する．
● それぞれの有無によって口腔ケアの方法が変化するため，最初に確認する必要がある．

❺ 口唇を湿潤させる．（2-3）
● まずスポンジブラシなどを使用して口唇を湿潤させる．これには覚醒を促す効果もある．
❻ 義歯をはずし，洗浄する．
● 表面のぬめりが除去できるまで，歯ブラシや義歯専用のブラシで清掃する．

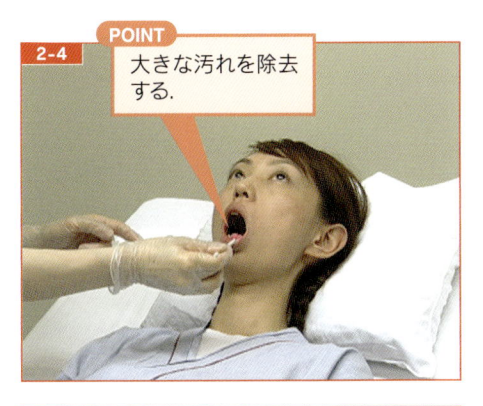

❼ スポンジブラシで大きな汚れを除去する．（2-4）
- うがいの代わりという位置づけである．
- 口腔内を清拭し，大きな汚れを除去することで口腔ケアを効率化する．

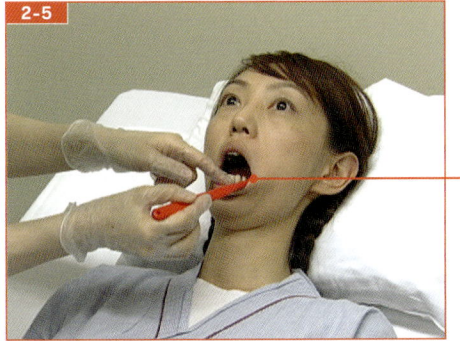

❽ 歯ブラシで歯牙を清掃する．（2-5）
- スクラッピング法（横磨き）で歯を清掃する．

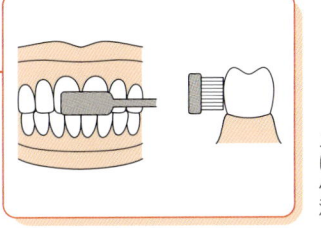

スクラッピング法：歯面にブラシを垂直にあてて，小刻みに横に振動させて清掃する．

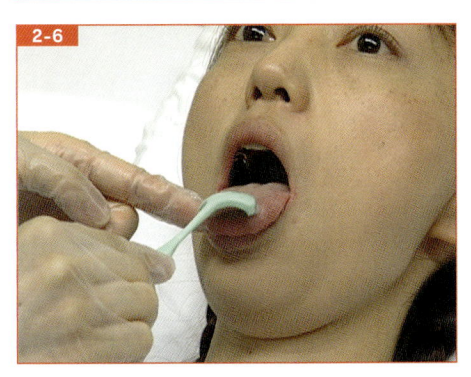

❾ 歯間ブラシで歯と歯の間を清掃する．
- 歯間部には食物残渣のほか，乾燥した痰がつまりやすい．
- 特に下顎前歯部および上顎前歯口蓋側面（裏側）はよくつまるので注意が必要である．
❿ 舌ブラシで舌を清掃する．（2-6）

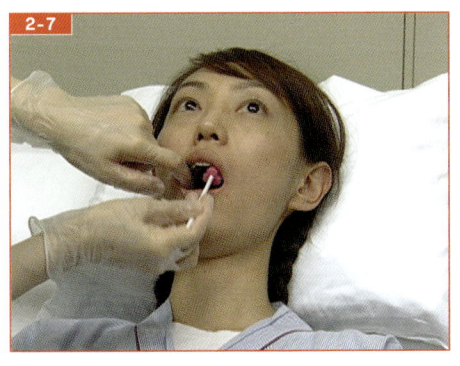

⓫ スポンジブラシで清拭する．（2-7）
- スポンジブラシで口腔内全体を清拭し，終了とする．

ここがポイント

口腔ケアを実施している際，口腔内に唾液などがみられたら，適宜吸引し，誤嚥のリスクを減らす．

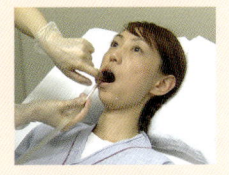

■ リスクマネジメントの実際

● 口腔内を観察してから口腔ケアを開始する
- 口腔内をよく観察せずに口腔ケアを開始すると，多くの問題の原因となりうる．
- 口腔内環境にそぐわない道具を用意していたり，必要な道具が用意されていなかったりすると，効率が悪くなり十分な口腔ケアが実施できず，不必要なコストが発生することになる．
- たとえば，口腔粘膜の損傷があるのに，口腔ケアを実施してしまうと，疼痛により十分な口腔ケアができない，口腔ケアに対して拒否的になってしまう，などといったことにつながる．

> **これはやってはダメ**
> - 残存歯が全くないような場合に毛先の硬い歯ブラシを使用することはしない．
> - 逆に残存歯が十分あるのにスポンジブラシしか使用しないのも適切でない．

● 誤嚥しやすい体位はとらない
- 口腔ケアを実施する際，誤嚥のリスクを軽減させるという観点が必要である．水分や除去した口腔内汚染物の咽頭への流入を防ぐ体位をとる必要がある．
- 可能ならば座位，それが困難ならば30°頸部前屈，さらに困難ならば側臥位をとる．

● いきなりうがいをさせない
- 嚥下機能を把握せずにうがいをするのは大変に危険である．覚醒が悪い，従命困難，舌の運動不全などがあって口腔内保持が悪い場合は，咽頭に水分が流入し，誤嚥のリスクが非常に高いといえる．
- 口腔内の汚染物を洗い流す意味でのうがいは，正面～下を向いて行うブクブクうがいで十分である．したがって，うがいを促すときは，「下を向いてブクブクうがいをしてください」と伝える必要がある．

> **これはやってはダメ**
> 意識が清明でも単にうがいを命じると，上を向いてガラガラとうがいをして誤嚥する危険がある．

● いきなり口腔内に道具を入れない
- 声かけもせずにいきなり口腔内に道具を入れられるのは患者にとって不快である．これは意識が清明な患者においてはもちろんのことだが，意思疎通が困難な患者でも留意すべきである．
- 認知面に問題がある患者の場合は，これが原因で以後の口腔ケアの実施が困難となる場合もある．また，口唇や口腔内に乾燥がある場合は，粘膜の損傷や出血につながる恐れもある．

● 義歯を装着したまま口腔ケアを実施しない
- 義歯を装着したまま口腔ケアを実施しても，十分な清掃は実施できない．義歯の粘膜に接する面は全く清掃されないし，部分床義歯の場合は義歯をかける歯の周囲が全く清掃されないからである．
- 義歯は物性的に汚染されやすいものであり，はずして清掃しない限り，口腔内に義歯という大きな汚染物が残されたままとなってしまう．

> **これはやってはダメ**
> 十分に清掃されていない義歯を長期間にわたり装着していると，義歯の接する粘膜面のびらんや潰瘍形成などをまねき，口腔内細菌の増殖や，さらには誤嚥性肺炎のリスク増加につながる．
>
> 清掃不良な義歯

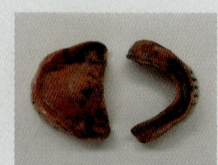

● 適宜吸引を行う
- 口腔ケアを実施していると，刺激唾液が分泌される，気道分泌物が口腔・咽頭まで上がってくる，といったことがある．
- 適宜吸引し，それらを除去することが誤嚥のリスク軽減につながる．

3 口腔乾燥のある患者への口腔ケア

DVD▶ ㊷

■ケア実施時のポイント

3-1

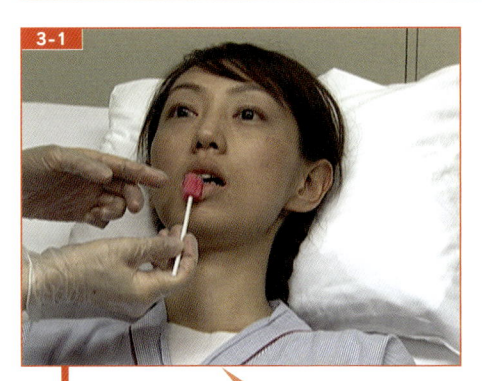

口唇から口腔内へと順に湿潤させる．

POINT
誤嚥防止のため，スポンジブラシなどはよく水を切ってから使用する．

3-2

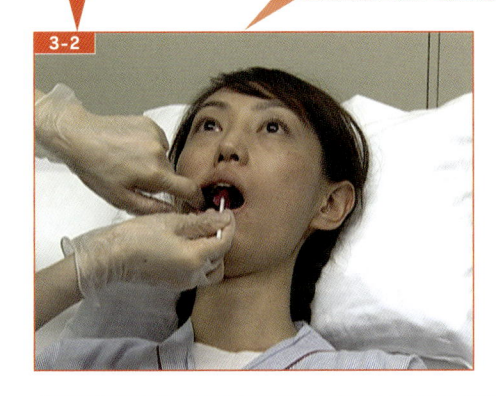

【目的】
- さまざまな弊害のある口腔乾燥を予防・改善する．

【対象】
- 中等度〜重度の摂食・嚥下障害患者．

【方法】
- 基本的な方法をベースに，口腔乾燥に対する配慮が必要となる．
① 道具の用意（図1）．
- 残存歯など口腔内の状態に合わせた器具に加え，口腔用の各種保湿剤を用意する．
② 声かけを行い，覚醒を促す．
③ 体位を設定する．

P ここがポイント
口腔ケアの前に口腔乾燥の有無や，口唇・口角の乾燥の有無をよく観察する．

④ 口唇および口腔内を湿潤させる．（3-1・2）
- スポンジブラシや綿棒などを使用して，口唇から口腔内へと順番に湿潤させる．

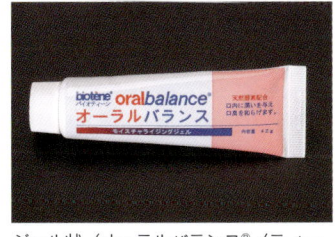

ジェル状（オーラルバランス®〈ティーアンドケー〉） 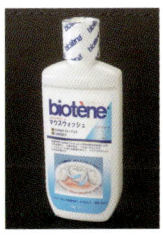　　液状（マウスウォッシュ®〈ティーアンドケー〉） 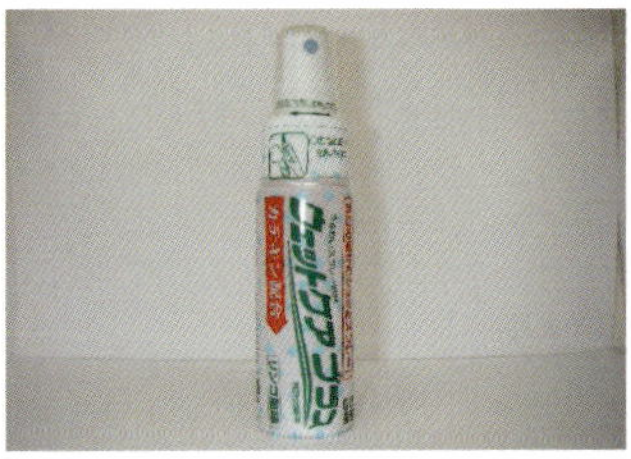　　スプレータイプ（ウェットケアプラス®〈キッセイ薬品工業〉）

図1　口腔用保湿剤

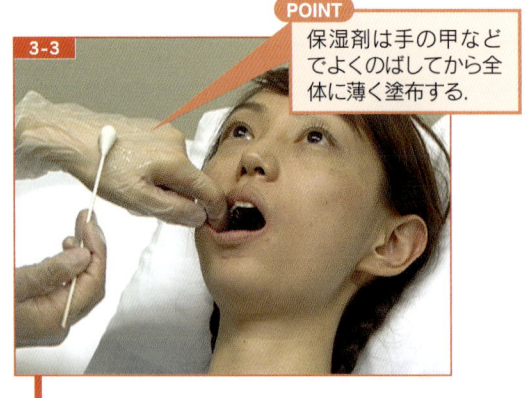

POINT
保湿剤は手の甲などでよくのばしてから全体に薄く塗布する.

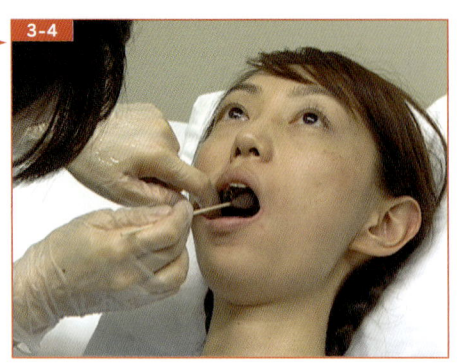

- スプレーで湿潤化させてもよい.
⑤ 義歯をはずし,洗浄する.
⑥ スポンジブラシで大きな汚れを除去する.
⑦ 歯ブラシで歯牙を清掃する.
⑧ 歯間ブラシで歯と歯の間を清掃する.
⑨ 舌ブラシで舌を清掃する.
- 口腔乾燥がある場合,舌苔の付着もみとめられることが多い.舌ブラシなどを使用して除去する.
⑩ スポンジブラシで清拭する
⑪ 口腔用保湿剤を塗布する.(3-3・4)

ここがポイント
各種口腔用保湿剤を使用し,効果的に口腔ケアを実施する.

■ リスクマネジメントの実際

● **口唇を湿潤化させてから口腔ケアを開始する**
- 口唇の乾燥がある場合,口唇を湿潤化せずに口腔内のケアを開始しようとすると,口唇がひび割れ,疼痛や出血の原因となる(図2).
- 出血傾向がある場合,止血困難となる場合もある.そのため,まずは口の入り口である口唇を十分に湿潤化する必要がある.

● **口腔内を湿潤化させてから口腔ケアを実施する**
- 口腔乾燥がある場合,口腔内を湿潤化しないと,汚染物が十分に除去できないばかりか,口腔粘膜を損傷させてしまうリスクがある.
- 液状口腔用保湿剤などを用いて,口腔内がよく湿潤化するまで待ち,それから口腔ケアを実施し,汚染物の除去に努める.

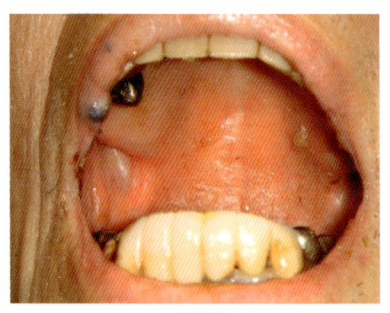

口腔乾燥 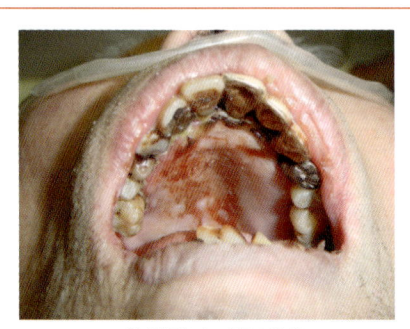 / 口腔乾燥および痰の付着

図2 口腔乾燥

3 口腔乾燥のある患者への口腔ケア

- **口腔用保湿剤を必要以上に使用しない（図3）**
- 口腔内を湿潤化させるために，口腔用保湿剤を使用するのは効果的であるが，必要以上に使用すると，余剰の保湿剤が咽頭に流入し，かえって誤嚥のリスクが増加する．また，汚染の原因となることもある．必要最小限の使用にとどめる必要がある．
- **咽頭の乾燥に注意する**
- 著明な口腔乾燥がある場合は，咽頭についても同様に乾燥が認められることがある（図4）．
- 咽頭が乾燥していると，吸引では痰などの汚染物除去が困難な場合がある．その場合は，まず口腔ケアを十分に実施して湿潤状態を得たあと，咽頭の吸引を実施することで，咽頭の乾燥の緩和や，痰などの汚染物の除去が可能となる場合がある[1]（図5）．

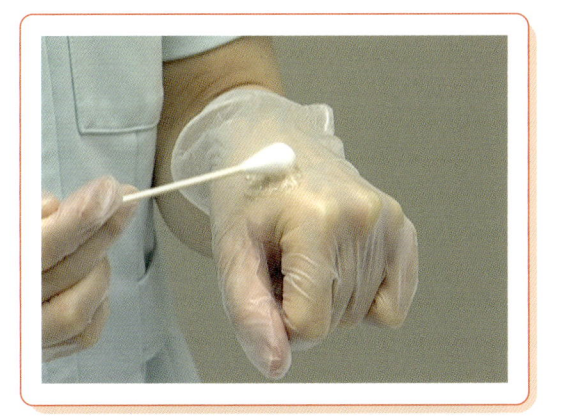

図3 口腔用保湿剤の使用量
手の甲などで使用量を調節してから塗布する．

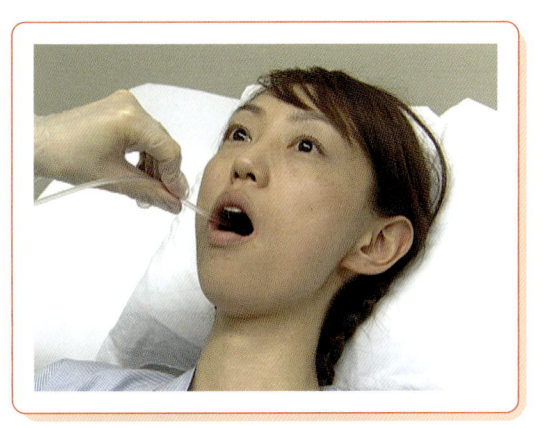

図5 咽頭部の吸引
口腔ケアにより咽頭を湿潤させてから吸引を行う．

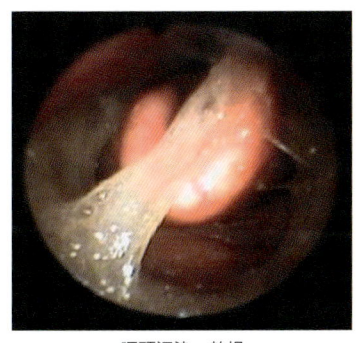

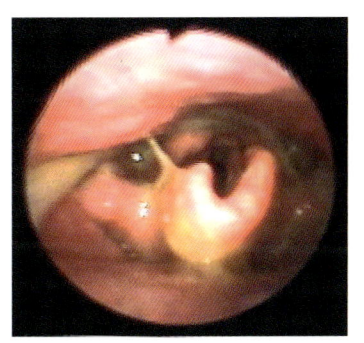

咽頭汚染・乾燥　　　　咽頭の湿潤化（口腔ケア後の咽頭の状態）

図4 咽頭の乾燥

文献
1) 平山友恵，神津玲，藤島一郎ほか：呼吸理学療法前の口腔ケアが気道分泌物除去に及ぼす影響．日摂食嚥下リハ会誌 2007；11（2）：123-129．

4 出血傾向のある患者への口腔ケア

■ ケア実施時のポイント

【目的】
- 安全に口腔ケアを実施する.

【対象】
- 出血傾向のある摂食・嚥下障害患者, 特に服用薬剤の副作用として出血傾向が認められやすい脳梗塞後遺症患者.

【方法】
- この領域の患者においては, 一般的に出血傾向に対する配慮は特に必要ない場合が多い. しかし, 出血傾向の把握や出血時の対応についての知識は必要である.
- 口腔ケアの方法としては, 基本的手技におけるリスクとその回避であげた方法と同様でよい. その他, 以下のポイントにも注意する.
- 出血傾向の確認をしておく. 検査データを参照し, 出血傾向の有無を確認する. またそれに併せて服用薬剤 (特に, 抗凝固薬と抗血小板薬) の有無も確認する.
- 口腔内およびその周囲を観察する. 口腔ケア前から出血しているのであれば, 出血部位の確認が必要である. また, 出血の原因となりやすい口腔乾燥の有無, 口唇・口角の乾燥の有無についても確認する (図1).

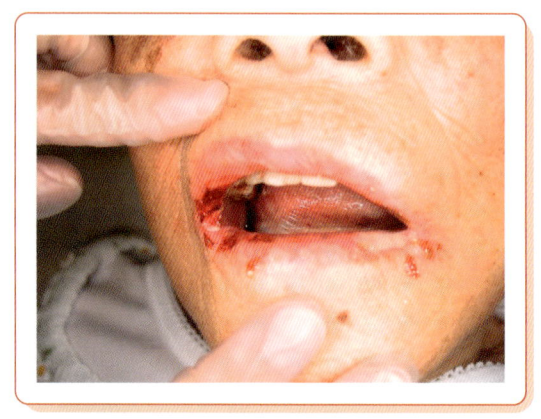

図1 口唇・口角の乾燥による出血

■ リスクマネジメントの実際

● 出血傾向の判断

- 抗血小板薬による出血傾向は, ほとんどの場合は問題にはならない. 抗凝固薬の場合, PT-INRの値を参考にする. 口腔ケアについての明確な基準はないが, 聖隷三方原病院歯科では抜歯に準じた値を参考にしている. およそ2.5を超える場合は出血傾向に注意して口腔ケアを実施している[1].

● 著明な出血傾向がある場合

- 上記のようにPT-INRの著明な延長がみとめられる場合や, 出血傾向となる疾患に罹患している場合は, 血小板数の低下が認められれば, 口腔ケア時に注意が必要である.
- 血小板数についても明確な基準はないが, やはり抜歯に準じて, 5万以下の場合は注意すべきである.
- 対応方法はケースバイケースなので一概には言えないが, 元来から歯周組織の状態が良好で, 歯肉炎がない場合は出血しにくいので, 柔らかい歯ブラシで口腔ケアを積極的に実施すべきで

ある．また，すでに歯肉炎がある場合は，器具が少し歯肉に接触しただけで出血するので，少し技術が必要とされるが，歯面にのみ柔らかい歯ブラシを当てて口腔ケアを実施する（**図2**）．

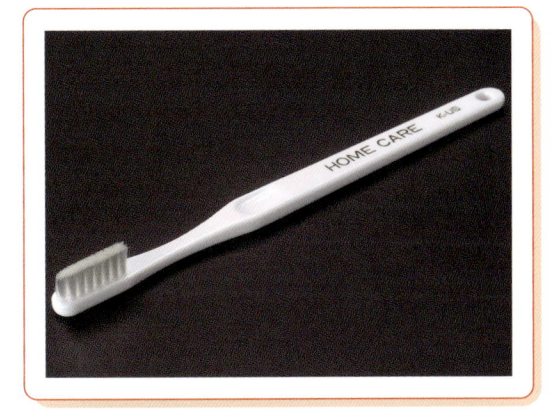

図2　毛先の柔らかいブラシ
（ホームケア®K-US〈永山〉）

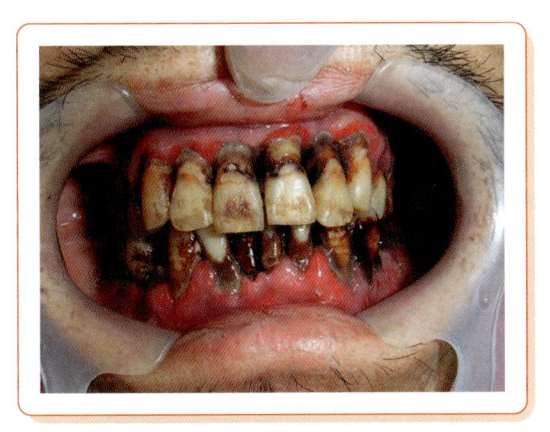

図3　歯周病罹患患者の口腔

● 出血した場合の対応
- この領域の患者の場合，出血傾向があるといっても軽度な場合が多く，口腔ケアによる出血の場合は通常経過観察で十分である．
- 少し止血が悪い場合は，出血点を確認のうえ，ガーゼによる圧迫止血を実施する．さらにガーゼにボスミンなどの止血剤を含ませればより止血効果は高くなる．

● 歯肉炎・歯周炎による出血
- 歯肉炎・歯周炎に罹患していると，出血傾向がなくてもなにかが触れるだけで歯肉から出血する（**図3**）．これによる出血を恐れ，口腔ケアを実施しないでいると，歯肉の状態はますます悪くなり，逆により出血しやすくなってしまう．
- 出血傾向がない，もしくは軽度の場合は，歯肉からの出血を恐れず，十分な口腔ケアを実施すべきである．

● 不適合な義歯を装着している場合
- 義歯については適合状態の把握が重要である．不適合な義歯を装着していると，口腔粘膜を損傷し潰瘍形成や出血につながる場合がある．歯科による義歯調整が必要である．
- 適合のよい義歯であれば，著明な出血傾向がある場合を除いて，問題になることはない．

● 口腔内に損傷があり，出血している場合
- 損傷の原因を把握することが第一である．よくあるケースとしては，口唇・口腔乾燥による粘

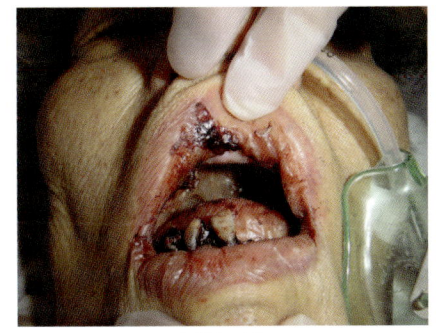

口腔ケア前 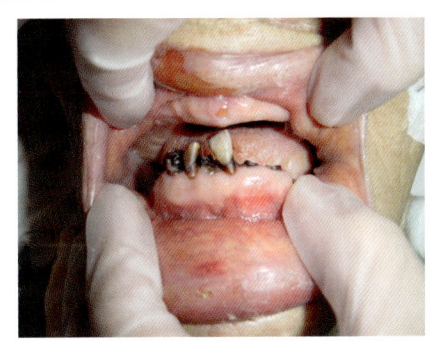　　　　　口腔ケア後

図4　下顎前歯による上口唇の損傷

膜のひび割れ，残存歯による粘膜損傷，義歯不適合である（図4）．
- 乾燥に対しては十分な加湿・保湿が重要で，残存歯などの問題は歯科処置が必要となる．

● **口腔内に痂皮の付着が認められる場合**
- 出血部位やその原因を把握することが重要である（図5）．そのためには，十分な口腔ケアを実施し，口腔内を可及的に清潔な状態にしないと，把握が困難である．

> **⚠ ここに気をつけよう**
> 最初から口腔内からの出血だと決めつけないほうがよい．鼻出血や消化管からの出血が口腔内に溜まって凝固する場合もある．

● **疼痛がある場合**
- 口腔内損傷に伴う出血の場合は，痂皮を可及的に除去する必要があるが，口腔用保湿剤を使用すると疼痛を伴う場合がある．その際は生理食塩水（滅菌のものが望ましい）を使用して古い痂皮を湿潤化し，粘膜から取り除く．

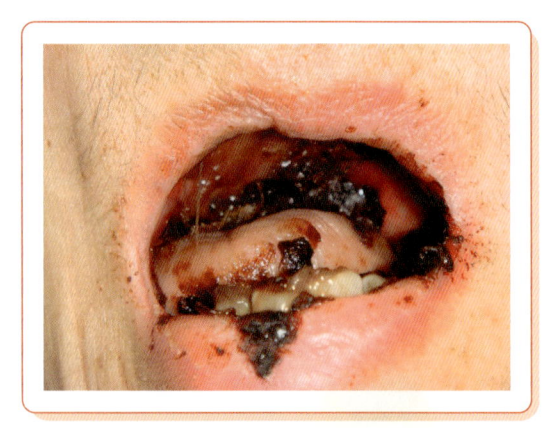

図5　口腔内への痂皮付着

文献
1) 日本循環器学会ほか：循環器疾患における抗凝固・抗血小板療法に関するガイドライン．Japanese Circulation Journal 2004；68（suppl Ⅳ）：1153-1219.

5 開口困難な患者への口腔ケア

DVD▶⑬

■ ケア実施時のポイント

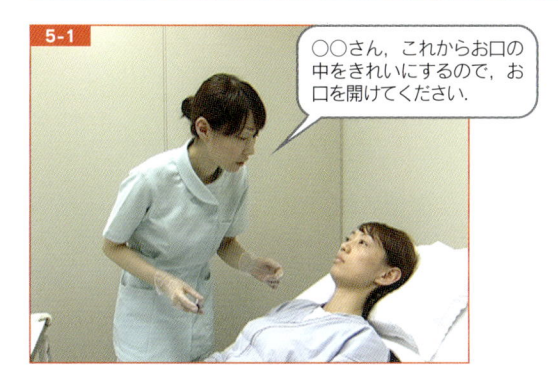

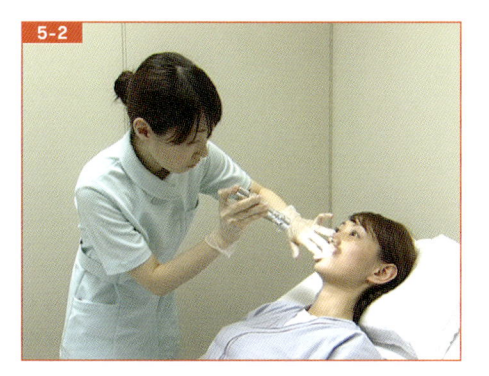

○○さん，これからお口の中をきれいにするので，お口を開けてください．

【目的】
- 口腔ケア実施の妨げとなる開口困難に対し，各種方法を用いて開口しやすくする．

【対象】
- 中等度〜重度の摂食・嚥下障害患者．

【方法】
- 口腔ケアの方法としては前述のものと同様である．ここでは開口方法についてのみ記載する．

❶ 声かけを行う．（5-1）
- 声をかけて開口を促す．

❷ 開口方法を検討する．
- まず歯牙欠損部がないか確認する．（5-2）
- 歯が欠損している部位があれば，そこから口腔内側に清掃器具を挿入して口腔ケアを実施する（図1）．

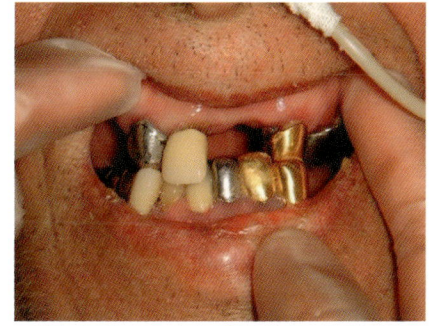

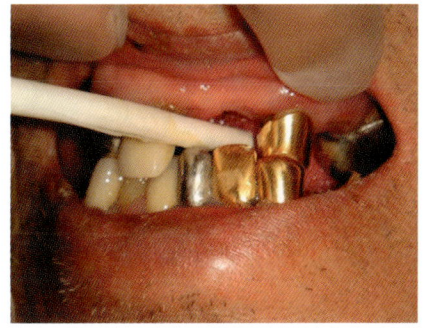

歯牙欠損部　　　　欠損部からの器具の挿入

図1　歯牙欠損部の利用

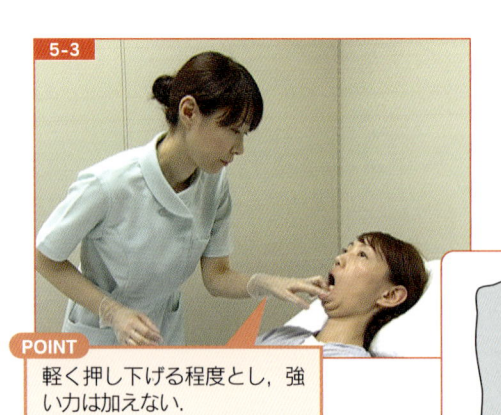

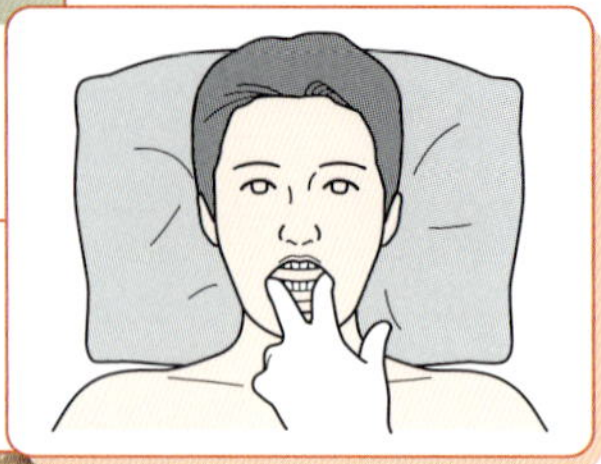

5-3

POINT
軽く押し下げる程度とし，強い力は加えない．

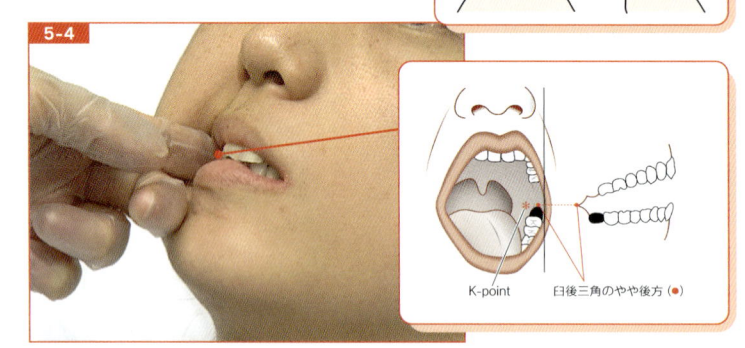

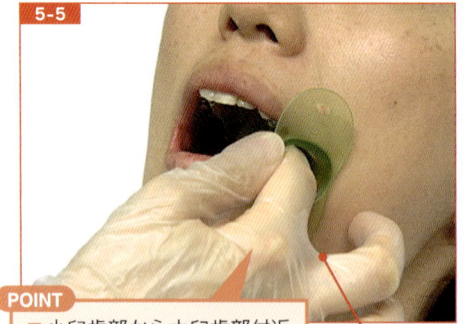

5-4

5-5

POINT
- 小臼歯部から大臼歯部付近で咬合させる．
- 動揺歯や歯のない部分では咬合させない．

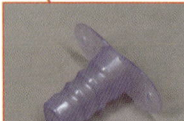

バイトブロック（ゆびガード®S〈オーラルケア〉）

P ここがポイント
- なるべく道具を必要としない方法から開口を試す．
- 道具を使用すると，コストが発生するなど患者に負担を与える．まず，声かけ→歯牙欠損部利用→下顎押し下げ法→K-point刺激法の順に検討する．

P ここがポイント
摂食・嚥下障害患者は高齢者が多い．高齢者は歯の欠損が多いため，歯牙欠損部を利用して口腔ケアが実施可能かどうか観察する．

❸ 下顎押し下げ法[1]で開口を促す．（5-3）
- 下顎の口腔前庭部に指を挿入し，押し下げる．

❹ K-point刺激[2]を利用して開口を促す．（5-4）
- 開口させる効果のあるK-point刺激を利用する方法である（p.72参照）．
- 仮性球麻痺患者に有効な場合がある．

❺ バイトブロックを使用する．（5-5）
- バイトブロックを使用して開口状態を保持する．

P ここがポイント
下顎押し下げ法，K-point刺激法を用いても開口困難であれば，道具を用いる．

❻ アングルワイダーを使用する．
- 本来の使用方法とは異なるが，歯科用の物品であるアングルワイダーを使用して開口を保持する（図2）．
- 主に無歯顎やそれに近い患者に有効である．

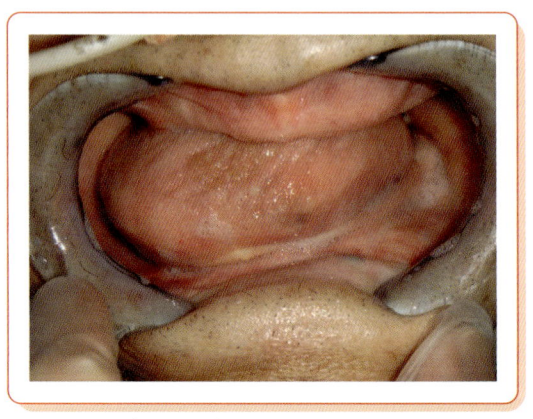

図2　アングルワイダー使用時

5 開口困難な患者への口腔ケア

■ リスクマネジメントの実際

● 下顎押し下げ法を実施した場合
- 粘膜の損傷を防ぐために，軽く押し下げる程度にして，無理な力は加えない．

● K-point 刺激法を実施した場合
- K-point で開口しても咬反射がある場合は，器具を口腔内に挿入すると閉口してしまう．その際は「K-point 刺激で開口→バイトブロックで開口保持→口腔ケア実施→K-point 刺激で一瞬開口させバイトブロックを撤去→口腔ケア終了」という手順で行う．

> **ここに気をつけよう**
> K-point 刺激法は両側の大脳病変がある仮性球麻痺患者に有効な場合があり，開口に続いて咀嚼，嚥下反射が生じることがある病的反射である．すべての患者に必ず効くというものではないが，試す価値はある．

● バイトブロックを使用した場合
- バイトブロックを使用する際に，歯周病などによる動揺歯の有無を事前に確認しておく必要がある．バイトブロックを動揺歯で咬合させてしまうと，さらに動揺が強くなり，脱臼や自然脱落につながり，誤飲や誤嚥，窒息のリスクが増加してしまう．
- 前歯部でバイトブロックを咬合させると，①口腔ケア実施時に視野の確保が困難となる，②前歯部歯槽骨は構造的に強い力で長時間咬合するのに適さない，という問題がある．バイトブロックは小臼歯から大臼歯部で咬合させるのが望ましい．

● アングルワイダーを使用した場合
- アングルワイダーは口唇を引っ張るため，口唇乾燥がある場合は事前によく湿潤化しておく必要がある．口腔用保湿剤やワセリンなどを使用して湿潤化する．

● 無歯顎や残存歯数が少ない場合
- アングルワイダーを使用するか，バイトブロックを使用する．
- バイトブロックを使用する際，咬合させる部位がない場合がある．バイトブロックを粘膜にあてると，粘膜損傷の原因となってしまうため，避けなければならない．その際は，割り箸にガーゼを巻いて厚みをもたせたものをバイトブロックとして使用するなど，柔らかいものを粘膜にあてて開口保持を図る必要がある（図3）．

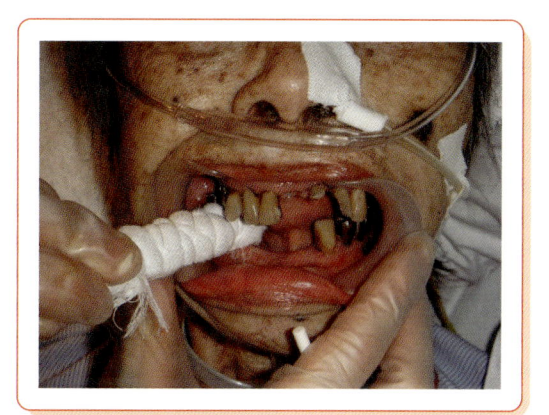

図3 ガーゼと割り箸によるバイトブロック（アングルワイダー使用）

■ 文献
1) 牛山京子：在宅訪問における口腔ケアの実際．医歯薬出版；1998. p.59-61.
2) Kojima C, Fujishima I, Ohkuma R, et al.: Jaw opening and swallow triggering method for bilateral-brain-damaged patients: K-point stimulation. Dysphagia 2002; 17 (4): 273-277.

第 10 章

トラブルが起きたときの対処法

　第1章で述べたことの繰り返しになるが，トラブルが起こったときに特に重要なことは「自分一人で判断，処置をしない」ことである．当事者は動転して冷静な対応ができないことが多い．なにかあればすぐに応援要請をする．そして応援に対応できる体制を整えておくことが重要である．

　ここでは具体例をあげて解説するが，この原則は常に念頭に置いてリハビリテーションを実施してほしい．

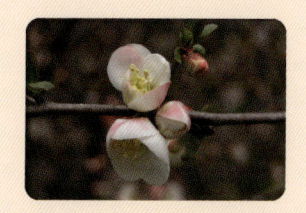

1 トラブルが起きたときの対処法

8 誤嚥したり，ひどくむせた場合

摂食・嚥下リハビリテーションの臨床が難しい理由の一つは，誤嚥したのか否かがその場で判別しにくいことがあげられる．VFやVEによってほとんど誤嚥しない摂食条件や摂食手技がわかっていても，実際の摂食場面で誤嚥する可能性は否定できない．誤嚥すればほぼ必ずむせる（嚥下直後に咳が出ることを「むせ」と定義する）場合は，むせるかどうかに注意を払いながら摂食を進めることができる．難しいのは，誤嚥してもむせたりむせなかったりとむらがある場合や，全くむせない場合（silent aspiration，むせない誤嚥，無症候性誤嚥，不顕性誤嚥），さらにかなり遅れて咳が出る場合などである．この場合は，患者の呼吸状態，声，顔色，反応などとともに頸部聴診，胸部聴診，経皮的酸素モニター，バイタルサインを参考にして誤嚥がないかを推測する．

明らかに誤嚥しているときやひどくむせたときは，まず楽な姿勢をとり，摂食を中止して呼吸を安定させる．口腔内や咽頭に食物が残留している場合には喀出する．気道内からの誤嚥物の喀出にはハフィング（図1）とスクイージングが有効である[1]．慢性呼吸器疾患で有効とされるアクティブ・サイクル・ブリージング（図2）も有効である[2]．また，専門的になるが聴診などを行い，右の下葉に誤嚥の所見があれば，左下側臥位をとる

体位ドレナージを併用するなど，呼吸理学療法を行うことができれば万全といえる．

自己喀出ができない場合は，吸引器を使用する．吸引器の圧は粘膜を傷つけないように100〜150mmHg程度に調節する．なお，吸引は原則として口腔内から行う（場合によっては鼻腔から吸引せざるをえないが，出血に注意する）．

> **ここに気をつけよう**
> 常に鼻腔から吸引をしている病院や施設があるが，このような患者の鼻腔を内視鏡で観察すると鼻粘膜が傷つき鼻出血をきたしていることが多い．

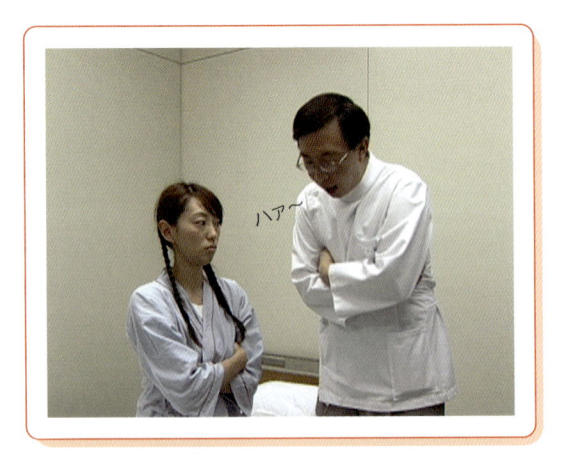

図1　ハフィング

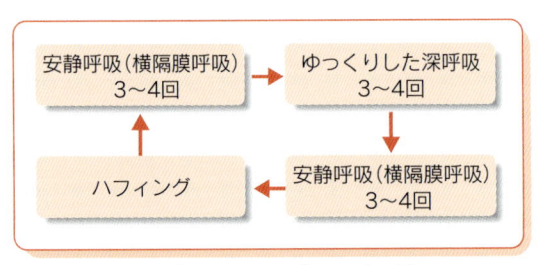

図2　アクティブ・サイクル・ブリージング

> **ここに気をつけよう**
> その場で問題がない場合でも数時間後や翌日に胸部症状，全身状態，血液生化学検査などに異常が出て誤嚥が疑われるということもある．

誤嚥やむせがみられた場合はいずれにしても経口摂取を一時中断して呼吸やバイタルサインが落ち着くことを確認してから経口摂取を継続するか否かを判断する．経皮的酸素濃度が低下して戻らない場合には酸素投与も検討する．

> **ここがポイント**
> ● 激しくむせたり，誤嚥をすると患者も介護者も摂食に関して不安や恐怖を抱くようになる．
> ● 摂食・嚥下リハビリテーションのコツは誤嚥したり，むせたりしないようにして訓練を進めることにある．

8 窒息した場合　DVD▶㊺

一般的に摂食・嚥下リハビリテーションを受けている患者が窒息することはあまりないと考えられる．理由は窒息するような食物はあらかじめ出されていないからである．しかし，現実には隣の人からバナナをもらって食べたとか，見舞客が饅頭を食べさせたとか，かわいそうだからお正月にお餅をあげたために窒息したという事例は事欠かない．窒息した場合の対処法には精通しておく必要がある．

窒息すると声が出ず，「チョークサイン」（図3）を出すことが知られている．ただし，摂食・嚥下障害患者や高齢者の場合は，典型的なチョークサインを示さず，いつの間にか呼吸をしなくなり，意識が低下して気づくこともある．

対処法は，頭頸部を下にした姿勢をとり，①指で食物をかき出す（指をかまれる可能性があるので十分注意する），② 後頭部から背中をたたく（背部叩打法：図4），③ おへそのやや上のみぞおちにこぶしをあてて，患者の背後から強く腹部を圧迫するように突き上げる（ハイムリッヒ法：図5）を繰り返して行う．吸引器があれば口腔，咽頭，さらに気管内の吸引をする．

病院や施設などで機器が整っている場合は，喉頭鏡や特殊な鉗子（マギール鉗子）で食物を取り除くことが有効である（図6・7）．医師がいて，機器が準備されていれば，この方法が最も確実である．

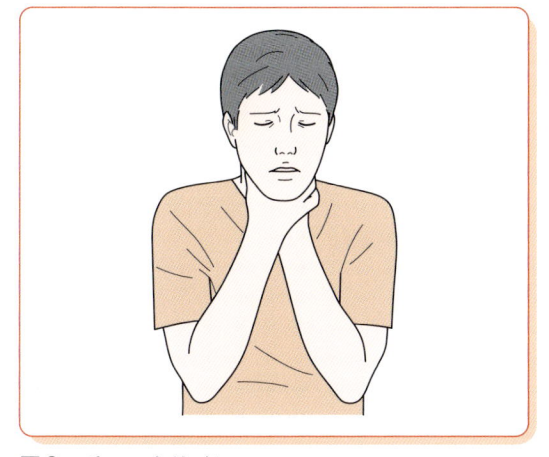

図3　チョークサイン
親指・人差し指で喉をつかんで周囲の人に知らせる仕草をすること．

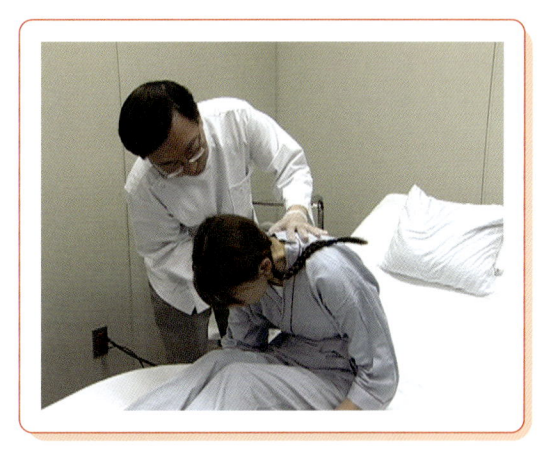

図4　背部叩打法

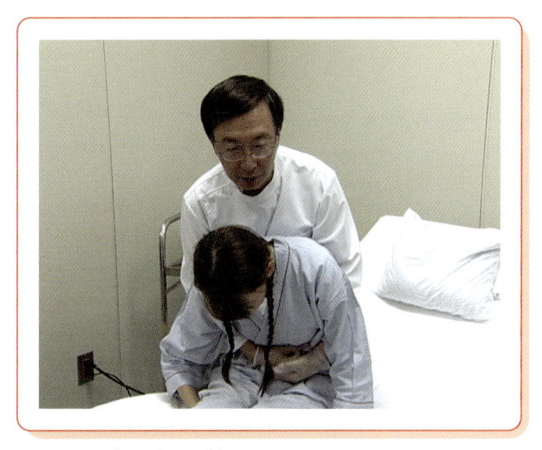

図5　ハイムリッヒ法

> **ここがポイント**
> 呼吸が戻らず，反応がなくなった場合は，迷わず心肺蘇生術を開始する．

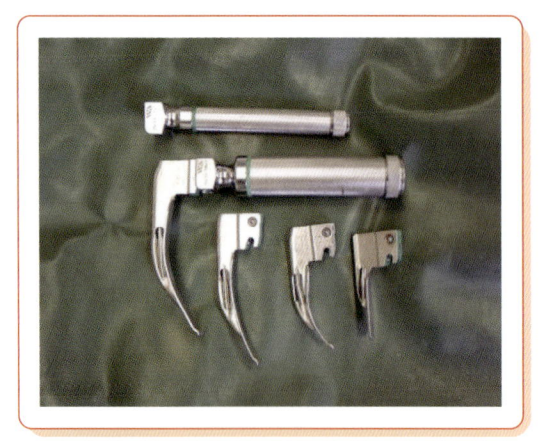

図6 喉頭鏡

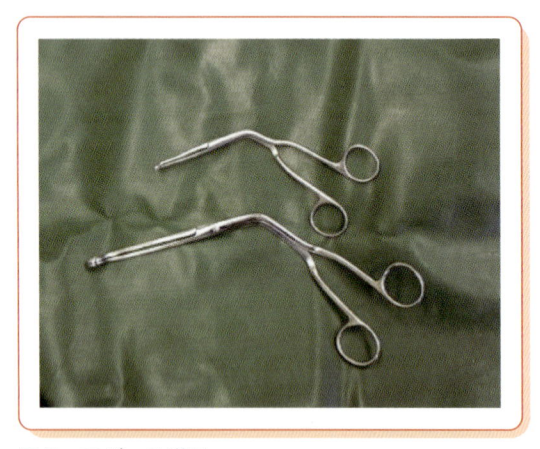

図7 マギール鉗子

食べているときに意識が低下した場合

食べていて意識が低下する（寝てしまう，反応が鈍くなる）場合の原因は**表1**に示したようにいくつか考えられる．いずれの場合にもわずかな患者の変化（反応が鈍くなる，ろれつ不全が出る，顔色が悪くなるなど）に対して敏感になることが大切である．早期に発見することがリスク軽減につながる．

❶ 誤嚥または窒息により血中酸素濃度が低下した場合

前項（p.139）で述べた対応に従う．

❷ 消化管への血流が増加して血圧が低下し脳貧血（脳血流低下）を起こした場合

かなりよく経験する病態である．特に，神経筋疾患や脊髄損傷で自律神経障害があったり，脱水状態にある患者や降圧剤が効きすぎている患者では起こりやすい．

この病態を疑う場合は，安静臥位にして下肢を挙上し血圧を測定する．マンシェットは装着したままにし，経時的に測定を繰り返す．この処置でほとんど対応できるが，それでも血圧が戻らない場合は，点滴による補液が有効である．

❸ 食べながら寝てしまう場合

❷との鑑別が大切であるが，血圧も低下していないのに傾眠となる原因は，摂食で体力を消耗し疲労すること，食物が消化管に入ることで副交感神経が優位となることなどが考えられる．赤ちゃんがお乳を飲みながら寝てしまうのと基本的には同じであり，正常な生理反応とも考えられる．

> **ここに気をつけよう**
> - 傾眠状態では嚥下機能も低下するので誤嚥や咽頭残留が増加して窒息につながりかねない．
> - 覚醒を促しながら摂食を進めるか，終了としなければならない．

食べているときに呼吸が苦しくなった場合

この場合もまず原因はなにかを考える（**表2**）．

❶ 誤嚥，咽頭残留，窒息

前項（p.139）で述べた対応に従う．

表1 摂食時の意識低下の原因

- 誤嚥または窒息により血中酸素濃度が低下した
- 消化管への血流が増加して血圧が低下し脳貧血（脳血流低下）を起こした
- 寝てしまう：疲労

❷ 疲労

かなり頻繁にみられる．嚥下は体力を消耗するため，心不全の患者では食事中に疲労して心肺機能が悪化することがある．また，虚血性心疾患の患者では食事が労作となり狭心症発作を誘発することもある．一方，嚥下時には「嚥下性無呼吸」があり，人は嚥下するたびに呼吸を停止している．たとえば，咽頭残留があるために一口につき数回の複数回嚥下をしている患者では，それだけ無呼吸の回数も多いと認識しておかなければならない．適度に休憩を入れて摂食を進める必要がある．

❸ 分泌物の増加

摂食すると唾液の分泌が増加するが，それ以外の気道分泌物も増加する．これがうまく喀出できないと呼吸困難の原因になる．この場合は，排痰手技や吸引を併用して分泌物の除去に努める必要がある．

❹ アレルギー反応，上気道の炎症

きわめてまれではあるが，食物アレルギーや上気道の炎症（急性喉頭蓋炎など）も呼吸困難の原因となる．対応を間違えると生命の危険につながるので，原因不明の呼吸困難ではこのことも念頭に置いて対処する必要がある．

8 食べているときに嘔吐した場合
DVD▶46

摂食・嚥下障害に関連する一般的な嘔吐の原因は表3に示したとおりである．摂食・嚥下障害患者はしばしば嘔吐する．脳卒中や神経筋疾患などでは，食道期の運動障害（蠕動運動）を伴うとともに，咽頭嚥下が弱いために嚥下に引き続いて誘発される食道蠕動も弱くなるため，咽頭を通過した食塊がスムーズに胃まで送り込まれないことが関係している．さらに，胃食道逆流があった場合は，健常者であれば逆流物を反射的な蠕動や空嚥下で胃へ押し戻す働きがあるが，摂食・嚥下障害患者ではこれが弱いことなどが関係していると思われる．また，摂食・嚥下障害患者は激しくむせたり，咳き込むことが多いが，このときに腹圧が上昇して嘔吐につながりやすい．

便秘があると消化管の動きが悪くなり，嘔吐につながることもある．そもそも消化管運動が悪いために便秘があってそれが嘔吐につながることも考えられるし，運動不足や繊維質の少ない食物を摂取していることなどが便秘の原因になる．

急性期では小脳や脳幹部の病変でめまいがあり，これが嘔吐の原因になることもよく経験する．ただし，嘔吐の頻度が増えたり，異常に嘔吐を反復する場合は，食道や消化管に異常があると考えて消化器科を受診してもらうなど精密に原因を検索し，治療や対策を立てなければならない．

嘔吐のハイリスク患者

摂食・嚥下障害患者のなかに嘔吐のハイリスク患者がいる．それは輪状咽頭筋切断術後と胃全摘出術後の場合である．前者は上食道括約筋が破綻しているし，後者は下食道括約筋がない．両方とも医学的に必要があって行われた医療処置（外科治療）であるが，逆流防止機能をもっている上下の食道括約筋がないのであるから，逆流や嘔吐のリスクがきわめて高くなる．

嘔吐の予防

嘔吐するまえに予防策を講じることが大切である．絶食後に摂食を開始した場合などはゆっくり

表2 呼吸困難の原因

- 誤嚥，咽頭残留，窒息
- 疲労
- 分泌物の増加
- アレルギー反応，上気道の炎症

表3 嘔吐の原因

- 食道期の運動障害
- 咽頭嚥下が弱い（食道蠕動は咽頭の嚥下反射で食塊が食道に送り込まれると誘発される）
- 胃食道逆流→食道咽頭逆流
- むせや咳誘発性の嘔吐
- 構造的通過障害：アカラシア，良性の狭窄（ウェブ，リングなど），腫瘍など
- 便秘などで消化管運動が低下している
- めまい（特に小脳病変があるときの急性期）

食べる，腹部を圧迫しない姿勢をとって摂食するなどの一般的な注意とともに原因対策を行う．なお，食後に嘔吐することも多いので，食後はすぐに臥床せず，上体をなるべく起こした姿勢を保つことが重要である．夜間に嘔吐する場合は，夜も上体を15～30°くらい起こして休むなどする．経管栄養をしている場合は，栄養剤をゲル化して注入する方法が逆流防止に効果がある[3]．

嘔吐したときの対応

嘔吐した場合は，口を下にした姿勢をとり，吐き出すようにして，吐物を気道に吸い込まないようにする．リクライニング位で摂食している場合は，特に危険である．すぐ側臥位にして頸部を回旋して口を下にする（図8）．嘔吐が治まるまで安静にするが，もし誤嚥した場合は吸引が必要である．摂食は通常嘔吐した時点で終了とする．それほど重篤でない場合は経過観察とする．誤嚥が疑われた場合は排痰手技を行い，誤嚥物の喀出を促し，バイタルサインを経時的に測定する．可能ならば酸素飽和度モニターで血中酸素濃度を確認する．

嘔吐物には消化液が含まれているため，誤嚥した場合は通常の食物や唾液の誤嚥よりも気道に与える損傷が大きい．ARDS（急性呼吸促迫症候群）といって，重症肺炎となり呼吸不全に陥ることもある．嘔吐後に呼吸が安定せず，喘鳴が持続する場合などは，速やかに専門医師の診察・治療を受けなければならない．

8 食べているときに痙攣が起きた場合

痙攣は摂食中に起こる問題としてはきわめて稀な現象である．しかし，稀な現象であるからこそ遭遇した場合は慌ててしまうことになる．痙攣は筋肉が激しく収縮することによって起こる発作のことで，大きく全身性の場合と身体の一部分である場合がある．

摂食場面（そうでない場合にも）で痙攣に遭遇したときは，患者が具体的にどういう場面で，どのような症状を示したかをよく観察することが大切である．たとえば「摂食介助を始めて10分ほどしてから突然，両側の上下肢および全身が激しく痙攣しだして両目が一方向に偏倚した」とか「左手の指先が震えだしたと思ったら，左上肢全体に広がった」とか「足だけがぴくぴくいつまでも動いていた」などである．痙攣がどのくらい持続したか，そのことを患者が自覚していたか，失禁や失便があるのか，回復後に意識障害があるのか，舌を噛んでいたりしないのかなども含めて，正確な観察をして記載することがその後の原因と対策にきわめて有用である．

痙攣が起きたときの対応

痙攣は安静にして経過をみれば治まることも多いので慌てないで対応する．

全身痙攣の場合は，舌を噛まないようにタオルなどを口に入れておく．また，転倒して頭部や四肢の骨折・打撲などを起こさないように配慮する．摂食中で口腔内に食物が残存している場合は，誤嚥・窒息につながるおそれがあるので吐き出させるか，かき出す．出せない場合は側臥位とし，嘔吐時の対応に準ずる．数分しても痙攣が持続している場合は，医師の診察を受ける．呼吸停止や血圧低下がみられる場合は，速やかに心肺蘇生をして，救急対応となることはいうまでもない．

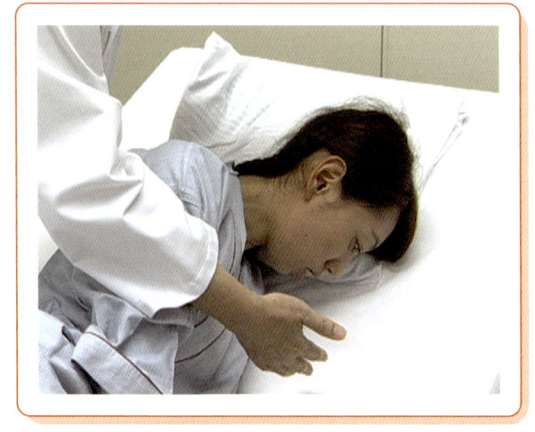

図8　嘔吐時の姿勢

■ 文献
1) 宮川哲夫:動画でわかるスクイージング．中山書店；2005.
2) 高橋仁美,宮川哲夫,塩谷隆信編:動画でわかる呼吸リハビリテーション．第2版．中山書店；2008.
3) 合田文則:胃瘻からの半固形短時間摂取法ガイドブック 胃瘻患者のQOL向上をめざして．医歯薬出版；2006.

Column

痙攣とてんかんの違い

痙攣（convulsion）は全身または一部の筋肉の不随意かつ発作的収縮を示す症候名であって，てんかん（epilepsy）は病名である．てんかんは脳波の異常が原因であるが，必ずしも痙攣を伴わない．

たとえば，突然意識を失う欠神発作は痙攣を伴わないが，脳波異常があり，てんかんの一種である．また，脳腫瘍や脳血管障害，頭部外傷など脳の損傷があると痙攣を起こすことがあり，このときは二次性の（または症候性の）てんかんとよばれる．

紛らわしい言葉に痙攣発作（seizure）がある．これは症候名であり，てんかんを思わせる痙攣発作という意味で，代謝異常や筋肉の疾患，薬の副作用などで起こる．

索 引

あ

アイス棒の管理	39
アイス棒の作り方	39
アカラジア	118
アクシデント	2
アクティブ・サイクル・ブリージング	138
アマンタジン	115
安易な解釈	5
アングルワイダー	134

い

息こらえ嚥下	70
意識障害は変動	12
意識レベルの低下	118
萎縮医療	3
胃食道逆流	87, 141
――の予防	87, 110
一方向弁	17
一側嚥下	63
医療事故	2
医療者側感染リスク	10
医療訴訟	3
医療不信	3
胃瘻	19
インシデント	2
咽頭の乾燥	129
咽頭反射	86
インフォームドコンセント	8

う

うなずき嚥下	42

え

栄養投与ルート	108
エリスロマイシン	115
嚥下機能を向上させる薬剤	115
嚥下機能を低下させる薬剤	116
嚥下障害グレード	98
嚥下性無呼吸	141
嚥下体操	43
嚥下同期引き抜き法	49
嚥下反射	115
――促通手技	53

お

嘔吐	141
――したときの対応	142
――の原因	141
――のハイリスク患者	141
――の予防	141
オーイー発声法	82
思い込み	5

か

開口困難	133
ガイドワイヤー（スタイレット）	83
下顎押し下げ法	134
顎下腺	41
過失	2
――のない事故	2
過剰な心配	5
ガストロボタン®	105
痂皮	132
カプサイシン	115
下部食道括約筋圧の低下	118
カフ付きカニューレ	17
空嚥下	69
顆粒剤	103
加齢	5, 14
簡易懸濁法	103
――で溶かしてからとろみをつける	102
間欠的拡張法	49
患者の自己決定権法	18
寒冷刺激器	41

き

気管切開	17
――カニューレの抜去	17
危険	2
義歯	124
器質的異常	8
機能が急激に低下する群	12
機能が徐々に低下	13
機能障害	8

バラ　photo by Fujishima

吸引		17	結果回避義務		3	——の予防		109
急性呼吸促迫症候群		142	結果予見義務		3	呼吸器合併症		7
筋萎縮性側索硬化症		13	血中酸素濃度が低下		140	呼吸理学療法		138
筋弛緩		118	下痢の予防		87	黒質線条体		115
緊張状態		8	権威への服従		6	個人レベルのリスク対策		9

く

口から食べたい		18
倉田式経管投薬法		105

け

経管栄養		18
——剤		88
——チューブの汚染		90
——チューブの管理方法		90
——チューブの太さ		90
——の注入スピード		88
経管投薬法		103
経管投与		111
経口胃経管栄養法		86
経口食道経管栄養法	82,	86
経口投与		111
経腸栄養法		108
経鼻胃経管栄養注入前		
確認マニュアル		84
経鼻胃経管栄養チューブ		
挿入位置確認マニュアル		84
経鼻胃経管栄養法	82,	86
経鼻食道経管栄養法		86
経皮的酸素モニター		138
頸部回旋	9,	63
痙攣		142
外科的治療の判断		19

こ

抗がん剤		118
抗凝固薬		130
口腔内乾燥		117
口腔内崩壊錠	109,	110
抗血小板薬		130
口腔乾燥		127
口腔ケア		122
口腔周囲筋		123
口腔用保湿剤		127
——の使用量		129
交互嚥下		66
抗コリン作用		116
交替制勤務		4
喉頭鏡		140
誤嚥	7, 98,	138
——性肺炎を発症するリスク		18

青い芥子   photo by Fujishima

さ

サーカディアンリズム	4
座位	60
左右咽頭入れ分け法	83
散剤	98
残存歯	126
残留	98
——の予防	110

し

歯牙欠損部の利用	133
耳下腺	41
自己研鑽	9
システム	9
——エラー	4
——上の問題	4
——としてのリスク対策	9
事前指示	18
自然食品流動食	88
持続拡張法	49
歯肉炎・歯周炎による出血	131
社会的信用	3
社会的手抜き	6
出血	130
消化態栄養剤	88
錠剤	98
——か粉砕か	111

145

——粉砕	103	摂食条件表	77	チョークサイン	139
小児	15	摂食時の意識低下	140	治療方針の決定	19
静脈栄養法	108	摂食時の姿勢	60		
食事介助	44, 78	ゼリー食	99, 111	**て**	
シロスタゾール	115	ゼリーに埋め込む方法	100	定期的にフォロー	13
心因性	15	選択性	6	低ナトリウム血症	89
進行性の疾患の理解	15			てんかん	143
進行性の神経筋疾患	13	**そ**			
信頼関係	8	相互理解	8	**と**	
		速崩錠	110	疼痛	132
す		疎水性医薬品の例	104	頭部挙上訓練	47
水剤	99	ソフト食	111	動脈瘤の解離	9
錐体外路障害	116			ドパミン	115
水分補給ゼリー	99, 101	**た**		とろみ水	99
スキル向上	9	大脳基底核	115	——で飲む方法	101
スクイージング	138	唾液腺	123	とろみ調整食品	74, 99, 101
スクラッピング法	125	食べさせたい	18	とろみのつけ方	74
ステロイドホルモン	118	食べないことでのリスク	16	頓用の薬の飲ませ方	114
スピーチカニューレ	17	単純引き抜き法	49		
スピーチバルブ	17			**な**	
スライス型食塊	78	**ち**		内筒付きのカニューレ	17
スライス法	78	窒息	7, 51, 139	内服方法の選択	98
		注意	6		
せ				**に**	
生前遺志	18			ニフェジピン	115
成長	16			人間の特性	4
聖隷式修正頭部挙上訓練	48			認知特性	5
セカンドオピニオン	19				
咳反射	115			**ね**	
摂食・嚥下機能が日内や日単位で変動する場合	14			眠気	118
摂食・嚥下機能に影響を与える薬剤	115			粘性	74
摂食・嚥下能力のグレード	98				

ジシバリ　photo by Fujishima

の
のどのアイスマッサージ	38

は
肺炎	47
賠償責任	3
バイトブロック	134
背部叩打法	139
ハイムリッヒ法	139
ハインリッヒの法則	3
発声訓練	45
発達	16
ハッと	2
パニック	6
ハフィング	138
バルーン法	49
半消化態栄養剤	88
半夏厚朴湯	115

ひ
引き抜き法	49
非進行性の疾患	15
一口量の調整	76
人は間違える	9
皮膚のアイスマッサージ	41
ヒヤリ	2
ヒヤリ, ハット	3
ヒューマンエラー	4
評価や検査の目的	8
疲労	5, 141

ふ
副交感神経が優位	140
副腎皮質ホルモン	118
複数回嚥下	68
服薬時間	113
──を厳守する薬剤	113
服薬方法の段階的調節	111
服薬補助ゼリー	101
不顕性誤嚥	138
プッシング法	45
ブローイング訓練	57
粉砕調剤時の問題点	103
分泌物の増加	141

へ
ペースト食	99, 111
便秘	141

ま
マギール鉗子	139
丸のみ	78

白フジに囲まれて

み
ミオパチー	118
眠前の薬の飲ませ方	114

む
無症候性誤嚥	138
むせ	138
──と誤嚥の関係	54
──ない誤嚥	138

め
メンデルソン法	55

も
モサプリド	115
餅の窒息事故	14

や
薬剤が残留しやすい場所	98
薬剤の残留例	102
薬剤の副作用	15

よ
容量	6
横向き嚥下	63

ら
らくラッシュ®	105

り
理解してもらえない患者や介護者	14
リクライニング位	60

リスク	2
──軽減	8
──の予測	10
──マネジメント	3
リハビリテーションの限界	19
リビング・ウィル	18

れ

レティナカニューレ	17
レボドパ	115

欧文

ACE阻害薬	115
ALS	13
ARDS	142
head raising exercise	47
K-point刺激	72, 134
LES圧	118
NE法	86
NG法	82, 86
OE法	82, 86
OG法	86
ON-OFF	15
Wallenberg症候群	9

附属動画 DVD-VIDEO について

・本書の付属DVDはDVD-VIDEOです．再生にはDVD-VIDEO対応の機器をご使用ください．DVD-VIDEOに対応したパソコンでもソフトウェア環境などにより，まれに再生できない場合がございますが，弊社での動作保証は致しかねますので，あらかじめご了承ください．
・このDVDに収録された動画の著作権は各著者が保有しています．また，これらの動画の複製権は小社が保有しています．本DVDの無断複製を禁じます．
・本DVDの図書館での利用は館内閲覧にかぎるものとします．
・このDVDは日本以外の国で再生できません．
・このDVDをパソコンで再生される場合，以下の環境を推奨します．

● Windows
DVD-Videoプレーヤーソフトがインストールされた DVD-ROM ドライブ付 PC
OS：Microsoft Windows XP
CPU：Pentium Ⅲ 700MHz 以上
メモリ：256MB 以上

● Macintosh
Apple DVD Player のインストールされた DVD-ROM ドライブ付 iMac 以上
OS：Mac OS 9.2 〜 10.3
CPU：PowerPC G4 以上
メモリ：128MB 以上

Microsoft，Windows は米国 Microsoft Corporation の米国及びその他の国における登録商標です．
Macintosh，Mac OS は米国 Apple Computer, Inc の米国及びその他の国における登録商標です．

中山書店の出版物に関する情報は，
小社サポートページを御覧ください．
https://www.nakayamashoten.jp/
support.html

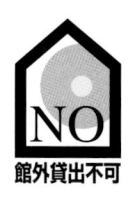

【館外貸出不可】
本書に付属のDVD-VIDEOは，図書館およびそれに準ずる施設において，館外へ貸し出すことはできません．

動画でわかる 摂食嚥下障害患者のリスクマネジメント

2009年11月10日	初版第1刷発行
2012年 9月10日	第2刷発行
2013年 8月30日	第3刷発行
2014年 9月10日	第4刷発行
2017年 9月15日	第5刷発行
2024年 8月30日	第6刷発行

監　修 …………………… 藤島一郎，柴本　勇
発行者 …………………… 平田　直
発行所 …………………… 株式会社　中山書店
　　　　　　　　　　　　〒112-0006　東京都文京区小日向4-2-6
　　　　　　　　　　　　TEL 03-3813-1100（代表）
　　　　　　　　　　　　https://www.nakayamashoten.jp/
DTP・印刷 ……………… 株式会社　トライ
装丁 ……………………… 臼井デザイン事務所

Published by Nakayama Shoten Co., Ltd.　　　　　　　　　　Printed in Japan
ISBN 978-4-521-73156-8

・本書の複製権・上映権・譲渡権・公衆送信権（送信可能化権を含む）は株式会社中山書店が保有します．

・[JCOPY]〈出版者著作権管理機構 委託出版物〉
本書の無断複写は著作権法上での例外を除き禁じられています．複写される場合は，そのつど事前に，出版者著作権管理機構（電話 03-5244-5088, FAX 03-5244-5089, e-mail: info@jcopy.or.jp）の許諾を得てください．

・本書をスキャン・デジタルデータ化するなどの複製を無許諾で行う行為は，著作権法上での限られた例外（「私的使用のための複製」など）を除き著作権法違反となります．なお，大学・病院・企業などにおいて，内部的に業務上使用する目的で上記の行為を行うことは，私的使用には該当せず違法です．また私的使用のためであっても，代行業者等の第三者に依頼して使用する本人以外の者が上記の行為を行うことは違法です．

呼吸リハの基本知識だけでなく，臨床で遭遇する症例（摂食嚥下障害等）への介入ポイント・留意点をわかりやすく解説　呼吸ケア＆リハビリテーション シリーズ

言語聴覚士のための呼吸ケアとリハビリテーション 第2版

編著：石川　朗（神戸大学生命・医学系保健学域）
著：野原幹司（大阪大学大学院歯学研究科）

B5変型判／並製／4色刷／180頁
定価3,410円（本体3,100円＋税）

言語聴覚士のための呼吸ケアとリハビリテーションの入門書．呼吸リハの基本知識だけでなく，臨床で遭遇する症例（摂食嚥下障害等）への介入ポイント・留意点をわかりやすく解説．

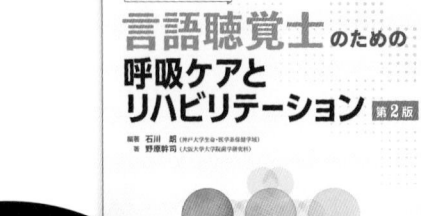

言語聴覚士がおさえておきたい呼吸リハビリテーションの知識

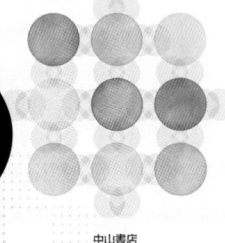

ISBN 978-4-521-74808-5

CONTENTS

1章　言語聴覚士が行う呼吸リハビリテーション
1. 呼吸リハビリテーション
2. 呼吸リハビリテーションのニーズ
3. 発話と呼吸
4. 嚥下と呼吸
5. 誤嚥性肺疾患
6. 誤嚥性肺炎と呼吸リハビリテーション
7. チーム医療

2章　呼吸ケアのための基礎知識
1. 呼吸不全とは
2. 呼吸器の構造
3. 肺機能
4. 動脈血液ガス
5. 血液・生化学的検査
6. 画像所見
7. 薬物治療
8. 酸素療法・在宅酸素療法
9. 人工呼吸療法・在宅人工呼吸療法
10. 呼吸器疾患・病態

『COPD診断と治療のためのガイドライン2018』『呼吸リハビリテーションに関するステートメント』等，新しい指針の内容を反映．

3章　呼吸リハビリテーション
1. 呼吸リハビリテーションの概要
2. 呼吸リハビリテーションチームの構成と役割
3. セルフマネジメント教育（患者指導）
4. 環境整備
5. 身体活動
6. 在宅プログラムとフォローアップ
7. 包括的呼吸リハビリテーションプログラムの実際
8. ABCDEバンドル

4章　呼吸理学療法
1. 呼吸理学療法とは
2. 評価
3. 基本手技：コンディショニング
4. 運動療法
5. ADLトレーニング

5章　言語聴覚士が行う呼吸リハビリテーションの実際
1. 摂食嚥下障害に対する呼吸リハビリテーションの特徴
2. 呼吸の評価
3. 誤嚥・誤嚥性肺炎予防のための呼吸理学療法
4. 誤嚥時の対処法―誤嚥を肺炎につなげないために
5. 窒息時の対応
6. 呼吸リハビリテーションの実際

中山書店　〒112-0006 東京都文京区小日向4-2-6　TEL 03-3813-1100　FAX 03-3816-1015
https://www.nakayamashoten.jp/

動画でわかる 呼吸リハビリテーション 第5版

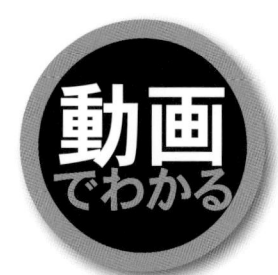

最新の知見に基づいた内容にバージョン・アップ！
第5版からQRコード読み取り対応に！
場所を選ばずに手技を学べる！

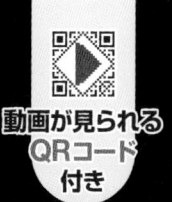

動画が見られるQRコード付き

編著：高橋仁美（福島県立医科大学保健科学部理学療法学科教授）
宮川哲夫（高知リハビリテーション専門職大学学長・教授）
塩谷隆信（秋田大学名誉教授）

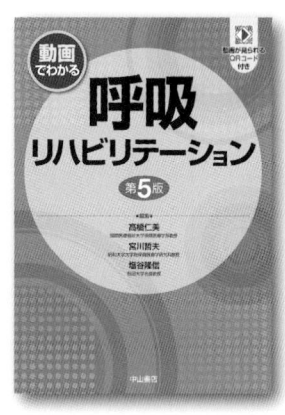

B5判／並製／4色刷／340頁／定価3,850円（本体3,500円＋税）

ISBN 978-4-521-74834-4

最新の知見をもとに内容を刷新
「行動変容とセルフマネジメント」と「肺非結核性抗酸菌症」を新しく取り上げた
新型コロナウイルス感染症などの最新のトピックスや知識の整理に役立つコラムも充実

CONTENTS

1章 呼吸リハビリテーションとは
1 呼吸リハビリテーションの定義
2 呼吸リハビリテーションと身体活動
3 呼吸器疾患とフレイル，サルコペニア
4 呼吸リハビリテーションのリスク管理

2章 呼吸リハビリテーションに必要な呼吸器の知識
1 正常な呼吸のメカニズム
2 呼吸リハビリテーションが必要となる病態と疾患
3 呼吸不全の病態生理

3章 病態別呼吸リハビリテーションの進め方
1 セルフマネジメント教育とアクションプラン
2 行動変容とセルフマネジメント教育
3 急性期の呼吸リハビリテーション
　① 急性呼吸不全・ARDSに対する呼吸リハビリテーション
　② 胸・腹部における周術期の呼吸リハビリテーション
4 安定期の呼吸リハビリテーション
　① COPD（慢性閉塞性肺疾患）
　② 間質性肺炎
　③ 肺非結核性抗酸菌症（肺MAC症）

4章 呼吸リハビリテーションに必要な評価
1 フィジカルアセスメント
2 呼吸機能の評価
3 動脈血液ガスの評価
4 X線画像による評価
5 呼吸困難の評価
6 運動耐容能の評価
7 呼吸筋力の評価
8 四肢筋力の評価
9 栄養状態の評価
10 ADL・QOLの評価
11 心理状態の評価
12 身体活動の評価

5章 呼吸リハビリテーションのプログラム
1 コンディショニング ▶
2 運動療法 ▶
3 栄養療法
4 酸素療法
5 在宅人工呼吸療法
6 薬物療法と吸入指導
7 教育指導（ADL・禁煙）と心理面のサポート ▶
8 作業療法
9 喀痰吸引

6章 呼吸リハビリテーションの実際
1 入院中で酸素吸入下の患者へ運動療法を施行した例 ▶
2 ICUで排痰を目的とした呼吸理学療法を施行した例
3 外来でCOPD患者に歩行を中心とした運動療法を施行した例 ▶
4 在宅で呼吸リハビリテーションを継続しているHOTの例 ▶
5 在宅でNPPV下の患者に座ってできるCOPD体操を施行した例 ▶
6 体重減少が進行する重度COPD患者に外来で長期栄養補給療法を施行した例
7 呼吸困難が強いサルコペニアのCOPD患者にSABAアシストとIMTを施行した例

▶ のついている項目は動画を見ることができます．

22項目の動画を掲載！

Column
1 呼吸リハビリテーションの歴史
2 運動とマイオカイン―運動は万能薬
3 呼吸リハビリテーションが長期生存率に及ぼす効果
4 新型コロナウイルス感染症患者の身体機能の低下とADLの機能障害
5 重症のCOPD患者の頸部の特徴的所見―気管が短縮し吸気時に気管が下方に移動するのはなぜ？
6 マッスルメモリー（筋肉記憶）
7 100年前のスペインかぜと新型コロナウイルス感染症
8 トリチェリとパスカル―血液ガスの単位
9 呼吸機能検査における「記号」の約束
10 呼吸困難のメカニズム
11 代謝当量（metabolic equivalents：METs）
12 新しい呼吸筋力測定器―呼吸筋力の単位は「cmH$_2$O」
13 COPDにおける動的肺過膨張
14 管理栄養士による栄養アセスメントと栄養指導
15 ノンテクニカルスキルとは？
16 骨格筋線維（赤筋と白筋）

など、全24項目を収載

中山書店 〒112-0006 東京都文京区小日向4-2-6　TEL 03-3813-1100　FAX 03-3816-1015
https://www.nakayamashoten.jp/

ケアにつながるアセスメント技術を身につける！

フィジカルアセスメント徹底ガイド 呼吸 第2版

編著◎ 高橋仁美（福島県立医科大学保健科学部理学療法学科）
佐藤一洋（秋田大学大学院医学系研究科呼吸器内科学）

B5変型判／並製／160頁
定価3,300円（3,000円＋税）
ISBN 978-4-521-74830-6

フィジカルアセスメントのなかでも重要度が高い"呼吸"を取り上げ，アセスメントに必要な知識とその技術を豊富な写真・イラストで解説．改訂では，呼吸困難の指標や問診のポイント，臨床で活きるcolumn等を追加した．

CONTENTS

1章 呼吸器の解剖と生理
1-1 体表解剖（肺葉の位置）
1-2 肺区域と肺葉気管支
1-3 呼吸器のしくみと働き
1-4 ガスの交換と運搬

2章 フィジカルアセスメントの実際
2-1 問診
2-2 視診
2-3 触診
2-4 打診
2-5 聴診

3章 フィジカルアセスメントに必要な検査
3-1 画像検査（X線）
3-2 呼吸機能の評価
3-3 血液ガス分析

4章 代表疾患のフィジカルアセスメント
4-1 慢性閉塞性肺疾患（COPD）
4-2 気管支喘息
4-3 肺結核後遺症
4-4 間質性肺炎
4-5 びまん性汎細気管支炎
4-6 気管支拡張症
4-7 急性呼吸促迫症候群（ARDS）
4-8 胸水貯留
4-9 肺炎
4-10 無気肺

Column
- 解剖豆知識〜斜裂の位置
- 肺区域と体位の関係
- 気道は末梢にいくほど細くなる
- 解剖豆知識〜第7頸椎棘突起／第11肋骨と12肋骨の触診法
- 呼吸数を評価するときは深さにも注意する！〜換気量と肺胞換気量
- 乳幼児の呼吸器の特徴と加齢に伴う呼吸器への影響
- 分圧の単位
- フィジカルアセスメントは患者さんとの信頼関係を築く一歩
- フィジカルアセスメントの手順
- 打診は自分の身体で練習できる
- 呼吸音のダイアグラム
- 臨床での聴診で重要なこと
- 聴診器のはじまり
- 聴診を練習するときは人の胸を貸してもらおう！
- 問診のコツ
- 室内の温度・湿度と呼吸器疾患
- 慢性呼吸不全患者の急性増悪への対応
- 喫煙とCOPD
- ダニと気管支喘息
- 慢性呼吸不全患者の急性増悪の予防

中山書店　〒112-0006 東京都文京区小日向4-2-6　TEL 03-3813-1100　FAX 03-3816-1015
https://www.nakayamashoten.jp/